牛乳をめぐる
10の神話

エリーズ・ドゥソルニエ 著
井上太一 訳

VACHE À LAIT
Dix mythes de l'industrie laitière

Élise DESAULNIERS

緑風出版

【凡例】
本文の※は、原注。
＊は原注付記。
［　］は、著者の補足。
〔　〕は、訳者の注。

VACHE À LAIT
: Dix mythes de l'industrie laitière
de Élise DESAULNIERS

This book is published in Japan by arrangement with Groupe Librex Inc.,through le Bureau des Copyrights Français, Tokyo.

ジャージー牛ナンバー67へ捧げる

おそらく、一杯の牛乳やアイスクリームには、ステーキ以上の苦しみが詰まっている。

——ゲイリー・L・フランシオン、哲学者・法学者、二〇〇八年

弊社の戦略は二つに分かれます。理性的アプローチと感情的アプローチです。前者は牛乳が主要なカルシウム源で、骨粗鬆症と戦う最強の武器だと訴えます。後者は消費者と牛乳の喜ばしい再会を披露します。

——ニコル・ドゥベ、ケベック州酪農家連合マーケティング部長、二〇〇二年

牛乳は医者や栄養士のあいだで論争の的になりました。非常によい飲みものと思われていた時代もありましたが、研究の結果、牛乳のすすめは再考を迫られました。……乳製品は驚くほど様々な健康問題を引き起こすのです。

——ベンジャミン・スポック、医学博士・小児科医・著述家、一九九八年

エリーズ！　牛乳を飲んでから席を立ちなさい。

——エディス・ドゥソルニエ、筆者の母、一九七九年

目次

牛乳をめぐる10の神話

フランス語版まえがき
エリーズ・ドゥソルニエと民主的対話

この良書が一番ためになるのはどんな人たちだろう？　本書のトピックについて何も知らない人たちか、何でも知っている人たちか。この両者から選べといわれたら難しい。

何も知らない人々なら、間違いなく沢山のことを学べる。それも驚きに満ちた、悲しい事実を――酪農業のこと、その犠牲になる動物たちのこと、私たちから隠されていること、そしてもちろん、人々を惹きつけ操る業界の戦略のことも。エリーズ・ドゥソルニエは優れた教育者で、手堅い資料にもとづく議論と明快な説明を示してくれる。非常に多岐にわたる事柄を教えてくれるのが本書最大の強みで、これはとても重要になる。

一方、このテーマについてすでに何でも（あるいはほぼ何でも）知っている人も、本書から大切なことを学べる。特に、このような論争を呼ぶ話題、異論が多く穏やかでない話題を、どう扱い、どう民主的対話の俎上に載せるかという点について。私見では、この点で著者から学べることはとても多く、とりわけ今日の政治状況を思えば、私も含め、大勢がその洞察から実りを得られるに違いない。

政治状況の悲惨さはよく知られているので長々とは論じないが、ただ念頭に置いてほしいのは、支配体制が人々の洗脳に努め、宣伝会社がいたる空間を埋める中、私たちの民主的対話は今や真の大きな危機を迎えているに違いない、ということである。しかしただでさえ大きなこの問題は、不穏または物議をかもすと思われがちなトピックが争点になり、それについて話し合いを始めようという段になれば、何層倍にも深刻さを増す。これは支配体制にとって不都合な話題であればなおさらのことで、地球温暖化や経済システムの倫理などがその例になる。

こうしたトピックをおおやけに論じ、疑問を呈そうとすると、大抵は失敗する。社会の反発にうち勝とうと思えば、相当の技と、頭と、そつのなさが要求される。

そうした面で、エリーズ・ドゥソルニエは見本となる人物だろう。彼女は対決せずに啓蒙し、洗脳せずに教育する。生活に大きく影響する問題に関し、人々に考えることをうながすが、あくまで講釈を垂れず、穏やかに、いざなうように語りかける物腰には、その敬うべき人柄と思いやりが表われている。

例えば以下の本編で、ドゥソルニエは巧みにわが身を振り返り、読者の幻想を消し去ろうとする自分もまた、その幻想に飲まれることがあったと認める。みずからのためらいと疑いを折に触れ回想するその語りから、読者は勇気をもらえるだろう。こうした要素が合わさって、私たちは否が応でも著者の言葉に惹きつけられる。

そんな彼女の強みは、最初の著作を読んだ時にも強く印象に残った。幸いなことに、この第二作を読み終えても、彼女の好印象は薄れなかった。

しかしそれとともに、私が本書に喜んだのは、動物倫理の問題がおそらく、私のいう道徳的な臨界点に達した――あるいはもう少しで達する――と思われるからである。

倫理の水準は時代とともに進歩し、その領域は徐々に新たな疑問や問題、さらには存在を取り込んでいく。それゆえに、かつては普通だった行ないの一部が、学校での体罰よろしく、今では倫理的に許されないものとなる。自明視されていた慣習が同じような変化を被った例なら、ほかにいくらでも挙げられるだろう。

ある行ないが弁護できないことを、最初は少数の改革者しか認めなかったとしても、やがて大勢が当然のように認めだす時期というのがある。

それがかの臨界点で、この時が来れば、かつて勇敢な先駆者たちのみが支持した主張を、社会の多数派が受け入れることになる。動物倫理に関しては、そのすぐ手前まで来たと私は思っている。

おそらく今から数十年後には、私たちの子孫らが、今日の動物の扱いを振り返り、どうしてこんなことができたのか、と疑問を抱くに違いない。だとしたら、この問題に分け入って、私たち自身が現状にどう応えるかを決めるのは、現在世代の一人一人が真剣に考えるべき道徳的な義務だといえるだろう。

エリーズ・ドゥソルニエ以上に、この取り組みの良き案内人となる人物を見つけるのは難しい。

ケベック大学教授ノルマン・ベヤージョン

英語版まえがき

常軌を逸した酪農業

エリーズ・ドゥソルニエの『牛乳をめぐる10の神話』は、酪農業が北米の農業経済にどう喰い込んでいるか、乳製品の消費と宣伝が適切な栄養や子供教育や地域性、さらには国民性といった概念といかに深く関わっているかをめぐり、多くの貴重な知見を与えてくれる。乳製品の消費を、実態にもとづき論じ合おうと呼びかけることにも成功している――その消費は誤解に満ち、良質な科学や公共政策ではなく、利益と支配を求める業界の手でほぼ完全に左右される。

社会的にも、政治的にも、心理的にも、経済的にも、人間は食や環境や他の動物たちと複雑な関係を築いていて、私自身も、私が創設した非営利の政策行動団体ブライター・グリーン（本拠：ニューヨーク）も、そんな複雑さに以前から関心を寄せてきた。

数年にわたってブライター・グリーンが調査を続けているのは、集約的な畜産業が食品安全や公衆衛生、天然資源、森林伐採、生物多様性喪失、動物福祉、人間福祉、気候変動におよぼす世界的な影響である。すなわち、ブラジルで大規模な飼料大豆の栽培と牛肉・鶏肉・

豚肉の工業生産が熱帯林と熱帯サバンナを損なっていること、中国の養豚業が集約化して、環境面・公衆衛生面・倫理面での問題を生んでいること、インドの家禽・酪農産業が拡大と工業化へ向かっていること、長引く環境問題や食品安全問題が無数に生じるにもかかわらず、エチオピアで工場式の畜産施設が成長しつつあること、これらが研究対象となる。

ブライター・グリーンは他方で、際限知らずと思われる今日の成長と工業化に代わる道を描き出し、畜産・飼料部門の勢力に挑む世界の団体や個人と連携を築いてきた。また、アジア全域に台頭した工業的な酪農業と、それが環境、公衆衛生、人々の生活、そして牛たち自身におよぼした影響を、先ごろ、詳細な資料の形で刊行した。この報告は『牛乳をめぐる10の神話』の読者にとっても興味深いと思われる。というのも、アジアで「牛乳ドリーム」が売り込まれたいきさつとその（これまでの）結果は、エリーズが北米での経験をもとにまとめた記録と重なり合うからである。以下、その調査報告を抜き出してみよう。

本書『牛乳をめぐる10の神話』は、多くのケベック州民、そしてカナダ人が、自国の乳製品にとことん入れ込んでいる様子をよく描き出している。しかし実は、カナダやアメリカといった先進国の乳製品市場はほぼ飽和点に達したので、酪農業界は他の市場、とりわけアジアへの進出を図っている。エリーズの調査がほのめかすように、これはちょっと聞いただけではピンとこないかもしれない。東アジア諸国の伝統料理はほとんど乳製品を含まない。食べるのは大体、幼児と幼い子供にかぎられる。当然ながら乳糖不耐性（牛乳に含まれる乳糖

を消化できない体質。「神話その1」を参照）は東アジア一帯にみられる。

牛乳や乳製品を摂取する伝統は珍しく、乳糖を消化できない体質で乳製品を食べれば健康も危ぶまれるが、それでも酪農業の拡大は止まらなかった。これは供給と需要、双方の結果で、さらにエリーズが論じる通り、巧みな宣伝によるところも大きい。急速に増える人口と所得の増大を背景に、中国、インド、それに東南アジアの数カ国は、工業規模の操業をもくろむ国内外の酪農業者たちから注目と投資を集めている。

三〇億人近くの将来の乳製品消費者を抱える「手つかず」の新市場は世界の南に広がっている。研究でそう結論したのは、無菌包装の草分け企業、テトラパックだった。同社の紙パックは豆乳やアーモンドミルクといった植物性ミルクを飲む人々にもなじみがある。無菌包装された飲料は冷蔵保存の必要がない。しかしテトラパックは一方で、低温殺菌した乳製品の容器生産でも世界一の座を占める。そして小売店や家庭で食品を冷蔵保存する習慣は、アジアの多くの地域、とりわけ農村では、まださほど広がっていない。

酪農業者の見方では、アジアには膨大な消費者層が存在する。[※1] 中国とインドには合計で二五億人以上もの人々が暮らしている。加えてアメリカのファストフード・チェーンが急速にアジアを覆う中、乳製品の需要はさらに膨らみ、「信頼できる」供給網も必要とされ、工業的な酪農施設がその提供役と目されている。かたや学校牛乳事業は、大抵がネスレのような酪農部門を持つ多国籍企業の後援を受け、多くの国に広がった。アメリカやカナダのように、

これらの事業は政府支援のもと、存続するばかりか往々にして強制となる。未開発市場を狙って業者が殺到し、消費文化が誕生する蔭《かげ》で、人々の健康をめぐる懸念は隅へ追いやられた。不吉にも、乳糖不耐性がよくみられる地域で牛乳と加工乳製品の消費が伸びた結果、もう一つの新たな市場が産声を上げた――牛乳消化を助ける一般市販薬のそれである。

二〇二五年までに、世界の南側諸国では牛乳と乳製品の消費量が一九九七年の倍近くに膨れ上がり、一億九四〇〇万トンが三億七五〇〇万トンにまで達すると予想されている。[※2] アジアはすでに乳製品の消費量が最大の地域で、その規模は世界全体の三九パーセントにもなる。消費の中心は、世界一位、二位の人口を抱える中国とインド、それに人口が多く乳製品の消費もインドなみに多いパキスタンが占める。[※3] 摂取量は国によって大きく違い、例えば二〇〇九年をみると、ベトナムは一人が年間一一・五キログラム、中国は三〇キログラム、インドは七二キログラムだった。[※4] 当時も今も、その消費量は先進国の水準には届かない。[※5] しかし業界が関与すれば状況は変わる。それもまたたく間に。

例えば中国では、一九九〇年代から続く拡大政策の一環で、国内の牛乳消費量が二〇三〇年までに三倍に膨れ上がると予想される。私には二〇代の中国人の同僚たちがいるが、その話によると、かれらが学校で飲まされたのは「牛乳に次ぐ牛乳」で、水などは見るのも稀だったという。中国政府と多くの中国人は今や、乳製品が健康のため、そして子供たちを大きく強く育てるために欠かせないと信じている（本書でエリーズは、カナダその他の先進国で大量

の乳製品が消費される背景を探るが、これはその話に重なる）。

現在のカンボジアには複数のＫＦＣ店舗と、バーガー店やピザ屋が並び、どれもが豊富な肉と乳製品を提供する。カンボジアのＫＦＣメニューにはフライドチキンとともに、チーズのかかったフライドポテトも見られる。知り合いのカンボジア人医師は、大人ばかりか子供の患者にまで糖尿病が急速に広がり、患者たちの食習慣が日に日に西洋化して、肉、乳製品、加工食品、揚げ物、砂糖の摂取量が増えていくことを不安に思っている。カンボジアで消費される牛乳や乳製品は、二〇一一年までは全て輸入品だった。ところがその年、二億五〇〇〇万ドルをかけて建てられたカンボジア南東部の大規模酪農施設で、国内初の牛乳が搾られた。この工業的な酪農場は、スウェーデンの酪農会社とカンボジアの複合企業が、カンボジア政府の支援を受けて共同開発したものだった。場所は国立公園と境を接する。環境活動家たちは牛の糞によって公園の水が汚染されることを危ぶんでいる。また、酪農場が公園の境界付近に暮らす豹《ひょう》や虎を迷惑がり、施設所有者の財産である何千頭もの牛を守るべく、殺害による「管理」策を要求する可能性も懸念材料となっている。

古株の多国籍酪農企業も、アジアで生まれた国営や地域操業の新しい酪農企業も、農村部と都市部の貧困層や学生など、これまで手つかずだった層に狙いを定める。ネスレとテトラパックは学校牛乳事業や栄養学の授業を取り仕切る立場になった。※6 酪農業界の影響を受けた教育計画は、業界利益に資するカリキュラムの作成・採用をうながすが、そこでは子供の頃

から良質な栄養を取り込むために牛乳摂取が必須だと教えられる（この説は多くの保健専門家が批判するところであり、本書でも詳しく検証される）。当然ながら、学校牛乳事業と栄養学教育は生涯にわたる牛乳・乳製品消費の習慣を植え付け、工業的乳製品の市場を末永く保つ戦略になる——業界の要石《かなめいし》といってよい※7。

それに加え、北米全域で大半の子供や若者が食べるファストフードや加工乳製品、アイスクリームや味付きヨーグルトの販売戦略は、露骨に子供たちを狙うものが多い。インドのマクドナルドを例にとれば、そのはなやかな「ハッピーセット」の広告はハンバーガーやコーラをおもちゃと並べる。ある広告ではそのおもちゃが、ピンクの服を着た踊るバービー人形と、赤に黄色のミニカーで、人形はおおかたインドの少女向け、ミニカーはお母さんと一緒に満面の笑顔で広告に載った坊やのような少年向けと思われる。

アメリカ、ヨーロッパ、オーストラリア、ニュージーランドと同じく、アジアの「大手乳業」も多くの援助を受けている。なげかわしいことに、アジアをはじめ世界の南側諸国では、水・土地・森林といった自然資源への圧迫が強まる中、工業的なＣＡＦＯ（集中家畜飼養施設）が、高まる需要を満たすために必要だとの見方が、多くの議員によって受け入れられている。ＣＡＦＯとは「工場式畜産場」や肥育場《フィードロット》のことで、何百さらには何千もの動物たちを、生涯にわたって一施設の中に閉じ込める。短期間で大量の畜産物を生む効率的な手段とされるが、エリーズが示すように、ＣＡＦＯは環境面その他で深刻な被害をもたらす。膨大な廃

棄物と汚染で労働者や近隣住民の生活を損ない、土と水を汚染し、温室効果ガスを排出して気候変動をも後押しする。動物たちを監禁し、無数の非道な仕打ちにさらす。さらに人獣共通感染症の発生源となって人々の健康をも脅かす。

エリーズが見事に喝破するように、酪農部門のCAFOはこうした面で、食肉・採卵部門の工場式畜産場に比べ、優秀でも持続可能でもない。大規模な酪農業者は地元の酪農家を廃業に追いやって農村の地域生活を乱すことが珍しくない。アメリカでは人々の懸念をよそに、酪農部門の統合が進んでいる。同国の非営利団体、食品&水ウォッチによれば、一九九七年から二〇一二年までの一五年間に、アメリカでは五万施設を超す酪農場が廃業した。ところがこの一五年間に、五〇〇頭以上の牛を飼う工場式の酪農場は、二五〇万施設から五五〇万施設へと飛躍的に増加した。[※8]

二五〇〇頭の牛を飼う酪農CAFOは四〇万人都市に匹敵する汚物を排出するが、その多くは処理を経ないで地元の水系や生態系に達し、海の環境を損なうと同時に飲み水をも汚染する。CAFO型の酪農は資源浪費的で、牛に罪はないが、放牧に比べると水は一頭につき一五リットルほども余分に使い、穀物飼料も大幅に費やす。工業型の施設では一グラムの牛乳を生産するのに平均して三一リットルもの水を要する——多くのアジア諸国で伝統的なタンパク源とされていた豆類の栽培に要される量の一・五倍である。牛の消化過程と排泄物は温室効果ガス（GHG）の発生源としても無視できない。世界の乳牛から生じるGHGは二

酸化炭素換算で一・四ギガトンにもなり、畜産業による総排出量の一〇パーセントを占める。

工業化した酪農業は使い捨ての商品包装にも依存する。テトラパックの牛乳パックは再利用できるが、それに要される特殊な再利用技術は多くの発展途上国では利用できない。そして酪農用のＣＡＦＯは（他部門のそれと同じく）動物たちを不快な環境に置くので、牛乳生産に利用される牛たちには蹄葉炎《ていようえん》や跛行《はこう》、感染、胃潰瘍《いかいよう》が蔓延する。乳量が多いということで、ホルスタイン・フリージアン種のような外国産の牛が、ニュージーランドやオーストラリアやウルグアイからアジアへと輸入されるが、高温の気候に適応していないため、暑さによるストレスが生じる。また、エリーズも語るように、全ての乳用牛は屠殺される――雄牛は多くがごく幼いうちに、その母牛と姉妹たちは生産性が落ちた時点で。

東アジアや東南アジアと違い、インドには牛乳や乳製品を摂取する長い伝統がある。牛や水牛が多く飼われていることから、インドは世界の牛乳消費の一六パーセントを占め、最大の牛乳生産国となっている（以下、アメリカ、中国、パキスタン、ブラジルが続く）[※9]。皮肉にも、インドのヒンズー教徒らが牛を神聖視する一方で、さらなる牛乳生産を求める圧力は国内の酪農ＣＡＦＯを増やす方向へ働き、牛たちをさらに苦しめようとしている――それも牛乳のためだけではない。インドは今日、牛と水牛に由来する皮革の生産でも世界屈指の地位にあり、二〇一二年には世界最大の牛肉輸出国にもなった（乳量が全盛期を過ぎた水牛の肉が多くを占める）[※10]。インドで酪農ＣＡＦＯの開発が進めば将来には乳牛由来の肉の輸出も始まると

予想される。

もう一つの皮肉は、アジアその他で工業的な酪農業が育っている一方、先進国ではCAFOに頼る農産業の存在意義と持続可能性が見直されつつある、という点だろう。それと並行して、牛乳（や肉）の大量摂取による健康への影響や、健康面での牛乳の必要性も再考されつつあることは、エリーズが本書で詳しく語る通りである。

アメリカの酪農業をめぐり、気候変動、経済学、農学、動物福祉、その他の関連領域を専門とする科学者たちが行なった近年の研究は、牛乳生産の効率は上がったにせよ、「現在の産業構造は社会状況や地球環境の変化に応じる弾力性を欠いている」と結論した。研究者らが挙げた大きな問題の一つは、酪農業の慣行とそれに対する人々の受け止め方に開きが生じてきたこと、そのせいで業界が人々の信頼を失いつつあることだった。[※11] 本書はそこへ至った経緯を詳しく分析する。

公益団体のピュー財団が、アメリカのCAFOを研究するために結成した多年期・多分野の委員会は、このシステムが生んだ問題は「政策決定者と業界による対処を要する段階にきている」と論じた。「工業的な畜産技術が比較的短期のあいだに現われ、化学・エネルギー・水への依存が生じていることを考えるに、工業的畜産システムの多くは環境面でも経済面でも持続可能とはいえない」。[※12] 最終報告書の緒言で委員会の事務局長が述べるには、アメリカの工業的畜産業は「受け入れがたいレベルの健康危機と環境破壊を生んでいるのみならず、

ミア・マクドナルド

ニューヨーク州ブルックリンの公共政策「行動」団体ブライター・グリーンの創設者兼事務局長。ブライター・グリーンは環境、動物、持続可能性の問題をめぐり、啓発活動と政策要請に従事する。アメリカを本拠に世界中で活動する同団体は、世界の南側諸国に焦点を当て、公正と権利の保証ならびに拡大を強く求める。このまえがきは *Beyond the Pail: The Emergence of Industrialized Dairy Systems in Asia* (2014)(http://brightergreen.org/dairy/)の内容をもとに執筆。詳細は brightergreen.org まで。

食用飼育される動物にも不必要な危害をもたらしている」[※13]。

先進国でＣＡＦＯへの風当たりが強まる一方、アジア諸国では動物福祉規制や環境規制がない、もしくは執行されないという状況も、酪農会社をアジア進出へ向かわせる一因なのは間違いない[※14]。が、大手乳業の世界制覇は片が付いた問題ではない。インドや中国や東南アジアの市民、政策決定者、民間投資家は、このサイクルを阻み、より持続可能で公正かつ人道的な食と農のシステムをつくることもできる——東アジアや東南アジアの多くの国々では、最近まで乳製品はほとんど食されていなかったのだから。

本書『牛乳をめぐる10の神話』が北米を超え、世界中の読者に読まれることを願いたい。世に広がった、牛乳は必要不可欠という信仰——映画『トゥルーマン・ショー』ばりの、誰

もが信じ込まされた幻想――を打ち破る必読書が、あなたの手もとにある。

出典

※1 Stefano Gerosa, and Jakob Skoet, "Milk Availability: Trends in Production and Demand and Medium-term Outlook" (ESA Working Paper No. 12-01 (February 2012). Food and Agriculture Organization of the United Nations Agricultural Development Economics Division (FAO ESA), http://www.fao.org/economic/esa.

※2 C. L. Delgado. "Rising Consumption of Meat and Milk in Developing Countries Has Created a New Food Revolution." *Journal of Nutrition* 133 no. 11 (2003): 3907s–3910s.

※3 Bob Yonkers. "Market Update: World Dairy Situation 2011 Report." International Dairy Foods Association (IDFA), November 22, 2011, http://www.idfa.org/resource-center/market-information/ update-on-dairy-markets/article/2011/11/22/market-updateworld-dairy-situation-2011.

※4 Food and Agriculture Organization (FAO) of the United Nations Statistics Division, "Food Supply Quantity in Selected Country," http://faostat3.fao.org/home/E.

※5 Gerosa and Skoet, op. cit.

※6 The Nestlé Healthy Kids Global Programme, http://www.nestle. com/nutrition-health-wellness/kids-best-start/children-family/ healthy-kids-programme; Tetra Laval, *Annual Report 2011/2012* [Press release]. http://tetralaval.com/

※7 Nestlé, *Annual Report 2011*, http://www. nestle.com/.

※8 Food & Water Watch, 2015. *Factory Farm Nation, 2015 Edition*. http://www.foodandwaterwatch.org.

※9 FAO, Dairy Production and Products. Milk Production, http:// www.fao.org/agriculture/dairy-gateway/milk-production/ en/#.Vc3wpyxVhBe.

※10 Kanpur BDS, n.d.; n.d.). Indian leather industry, http://kanpurbds. fibre2fashion.com/indian-leather-ind.asp; United States Department of Agriculture (USDA). Livestock and Poultry: World Markets and Trade. Retrieved from Cornell University Mann Library, http:// usda.mannlib.cornell.edu/MannUsda/viewDocumentInfo. do?documentID=1488, April 17 and October 18, 2012.

※11 Marina A. G. Von Keyserlingk, et al. "Invited Review: Sustainability of the US Dairy Industry" [Abstract], *Journal of Dairy Science* 96, no. 9: 5405–5425, 2013, http://www.journalofdairyscience.org/.

※12 Pew Commission on Industrial Farm Animal Production, 2008. *Putting Meat on the Table: Industrial Farm Animal Production in America.* Pew Charitable Trusts and John Hopkins Bloomberg School of Public Health, http://www.ncifap.org/_images/pcifapsmry.pdf.

※13 Ibid.

※14 People for the Ethical Treatment of Animals (PETA) India. *Inside the Indian Dairy Industry: A Report on the Abuse of Cows and Buffaloes Exploited for Milk.* Retrieved March 25, 2013, http://www. happycow.net/; Tom Levitt. "Younger Generation Face Long Wait for Law Change on Animal Cruelty," China Dialogue, February 26, 2013, http://www.chinadialogue.net.

はじめに
自然、必要、普通

とびきりの食べものがある。というのが子供の頃から聞かされてきた話。長いあいだ毎食欠かさず飲んだそれは、キッチンのテーブルに堂々と置かれていた。皿のおかずは残しても、グラスはかならず空にする。おかわりだってした。澄んだ色にクリームみたいな冷たさ、これで癒されないなんてことがある？　牛乳――そう、それのことって分かったら、あえて牛乳と言わなくても、幼かったあの頃、恵まれていたあの頃、純粋だったあの頃がよみがえってくる。なにしろミルクは私たちが生まれて初めて口にする飲みものなんだから。自然のスーパーフードとも言うじゃない？　これってラッキー。だって、ミルクはどこにでもあるんだもの。グリルチーズ・サンドにも、フローズン・ヨーグルトにも、給食のパック牛乳にも。政府の健康奨励、経済の心臓部にも。まさに私たちにとってのパンとバター。

今でも牛乳売りの「シールテストさん」を覚えている〔シールテストはカナダの老舗乳牛ブランド〕。本名じゃないけれど、それが赤地に白い文字で、トラックに書かれた名前だった。一日おきに母がキッチンの窓に小さなカードを置いてくれる。私はそれを見て幸せを待ちこ

がれる。シールテストさんはそれを見て注文をとる——粉ミルク二、三袋に、時々アイスクリームのおまけが付いた。「やぁ」というあの口調、寂しげな笑顔、天気予報に逆らう天気の会話、なかなかやって来ない休暇のこと、そんな記憶が今も残っている。あの頃に、牛乳はどこで買っているのかと聞かれたら、一も二もなく「シールテストさんのトラック」と答えたに違いない（もちろん食料品店の牛乳を買うのも分かっていたけれど、おいしさが違う）。シールテストさん大好き。牛乳も大好きだった。

今になってみると、映画『トゥルーマン・ショー』の世界にいた気分。映画ではジム・キャリー演じるトゥルーマン・バーバンクが、知らぬ間にリアリティ番組〔主に無名の人々を台本なしで特殊状況に置き、振る舞いを追う番組ジャンル〕のスターになる。暮らすのは小さな架空の町で、花壇は美しく、近所の人々はいつもうやうやしい。実はこの人々は役者で、町は映画セットなのだった。ペテンであることを知ったトゥルーマンは心から幻滅する。

『トゥルーマン・ショー』よろしく、私の牛乳愛も長く続いた。そして私も心から幻滅することになった。ずっと思い違いをしていたと気づいたのは、牛乳が健康のために必要ではなく、いくらかの栄養素が必要なだけ、と知った時だった。証拠？　人類の四分の三は牛乳を消化できないのだから。でも牛乳が必要じゃないなら、何十万頭もの苦しむ牛を育てて牛乳を生産する必要もない。チーズの生産は食肉生産と同じくらいの二酸化炭素を出す工程で、これも不要。牛乳を飲むのは単においしいから。それにしては代償が大きい。どうして

はじめに

本当のことが隠されていたんだろう？　トゥルーマンと同じで、私も騙された気分だった。間違った方へ誘導されていた感じというか。

　今では、私たちと牛乳の関わりが神話の上に成り立っていることがはっきり分かる。人々が語るあれやこれやとは反対に、牛乳を飲むことは自然でも必要でも普通でもない。それどころか、牛乳消費は数々の健康問題をも引き起こしかねない。牛乳の問題を掘り下げるべく、私は本書を書いて、この食品に関し多くの人々が信じる一〇の神話に迫った。それが各章に対応する。

1　牛乳は自然だ
2　牛乳は骨の健康に欠かせない
3　牛乳は安心
4　専門家を信じるのが一番
5　子供には牛乳が必要
6　不幸な牛は乳を出さない
7　動物虐待は禁じられている
8　チーズは環境にやさしい
9　どんな業界も同じこと

迷信からの乳離れ

高校時代の恋人が忘れがたいように、迷信から乳離れする、つまり神話を脱するのもそう簡単じゃない。誰にだって信じ続けたいという気持ちはある。

どうして信仰というのは、誤りらしいと分かってさえ、中々振り払えないのだろう？『信じる脳』という本で[※1]、アメリカの心理学者マイケル・シャーマーはいくつかの重要な答を示している。人は自分の信じるものに異を突きつける議論よりも、それを肯定してくれる議論の方を受け入れやすく、しかも矛盾を正当化して都合のいい話を信じることに長けている。シャーマーの言うとおり、私たちは生来、騙されやすく、迷信に乗りやすい。神話と宗教と魔術が何千年にもわたって現実を説明してきたのに対し、科学的手法は生まれてまだ数百年しかたっていない。うわさや言い伝えは簡単に思い出せる一方、科学を用いるとなったら努力と深い知識が要る。脳は確固たる証拠にもとづく手堅い研究よりも、直感と感情を好む。

加えて、信仰は人々を一つにする。同じ信仰を持つ人々は集団をつくり、結束を固くする。類は友を呼ぶの諺どおり、同じように考え、一つにまとまる。それが特に顕著なのは宗教だと思うけれど、同じ傾向はどんな社会慣習にもみられる。スポーツチームの応援団、環境活

動家、あるいは母乳養育を勧めるお母さん方の討論サイトをさっと見渡すだけでも分かるはず。私が牛乳にまつわる迷信から離れがたかったのはそのせいもある。それを捨てると、ケベック州民のアイデンティティと自分が属する共同体に背を向けるような気がした。ケベック州の家々にはメープルシロップをつくる製糖小屋[*1]があって、市松模様のテーブルクロスを敷いた台の上にはこれ見よがしに牛乳が置かれている。これはサンタさん用で、みんなの家を訪ね回る合間に休んでいってください、という目印。学校から帰ってきた子供たちも牛乳を飲む。友達と夕食の席を囲んだ時にもチーズを盛った皿が並ぶ。つまり牛乳の迷信を捨て去ったら、私は農家の祖父や、母の料理や、友人らの温かい親切にそむくことになる。そのうえ深刻なことに、シールテストさんまで裏切ってしまう。

本当の金を生む乳牛は誰か

辞書によると、「金を生む乳牛（vache à lait; cash cow）」とは、いつまでも頼れる金づるとして搾取される人物を指す。もともとは牛乳という形で安定した現金収入をもたらすために

原注

＊1　カエデの樹液を煮てメープルシロップをつくる小屋で、質素なものが多い。家族以外の人々に料理を振る舞う場にもなる。

使われる本当の牛を指す言葉だった。乳牛が搾取されているのは間違いない。奴隷同然の状態で四年ほど仕えたのち、彼女らはみんな、一頭の例外もなく、屠殺場に送られてバーガー肉になるのだから。

けれどこの言葉は普通、比喩で使われる。なので認めよう――ある意味では、私たちこそ、酪農業界にとって金を生む乳牛なのである。数々の人目を引く宣伝作戦や戦略的なロビー活動を重ねたことで、この業界は一定数の信じ切った消費者層を獲得・確保しおおせた。経済的利害は大きい。酪農業はカナダ・ケベック州の主要農業部門であるし、アメリカでも農産物業界で指折りの地位を占めている。そして牛乳の摂取量こそ数年前に比べれば落ちているものの、人々の冷蔵庫に占めるチーズやヨーグルトの量は増えている。

過去数年に、私は動物の扱いや海洋生命、畜産業の環境影響について沢山の発信を行なった。人々は大抵同意してくれる。読者の中には、私の影響で肉を減らしたと書き送ってくれる人もいる。でもチーズやヨーグルトとなると話は別。乳製品はやっぱり愛されている。

人々が牛乳に執着しているのは業界の勝利に違いないとしても、そんな業界のあり方は真剣に問う余地がある――というより問わなくてはいけない。私は医者でも栄養士でも動物福祉の専門家でもなく、現状に気を病む一市民で、研究に向き合い、居間で時間をかけて文献を吟味することはいとわない。それに内気でもないから、自分以上の専門知を持つ人と議論するのも拒まない。情報の検証と比較、矛盾さがしも好む。その上ではっきり言えるのは、

牛乳に関する私たちの信仰が矛盾だらけだということ。牛乳について自分なりに多くを学んだ結果、業界が広める神話に反論する必要があると感じた。本書でその話をしたい。

出典

※1 Michael Shermer, *The Believing Brain: From Ghosts and Gods to Politics and Conspiracies—How We Construct Beliefs and Reinforce Them as Truths* (New York: Times Books, 2011).

神話その1　牛乳は自然だ

なるほど乳を飲むのは自然なことに違いない——赤ちゃんには。でも人類の祖先は牛乳を飲まなかった。というのも、子供は誰でも乳の消化を助けるおなかの酵素、ラクターゼを持って生まれるけれど、それは乳離れとともに機能しなくなるから。世界的には、牛乳を飲める大人の方が少ない。この特徴は七〇〇〇年前に一部の集団内で遺伝子が変化したことに由来する。つまり牛乳を飲むというのはむしろ例外。「自然」どころか、牛乳の愛好は本来、文化的なものとみるのが正しい。

私が生まれ育ったのはモントリオール北東のラノディエールという小さな村で、そこでは誰もがお互いのことを知っていた。学期はじめの日に、夏休みは何をしたかと生徒たちが尋ね合う必要もない。私はクラスメイトのことを何でも知っていたし、みんなも私のことを何でも知っていた。二年生に上がるまで、よそから来た友達といえば隣村出身の子供たちだけだった。通っていた学校が廃校になり、すでに混み合う私たちのクラスに転入してきたのだとか。それで生徒らの調和が乱れもした。

この転校生たちとの最初の出会いが、後の出来事の予行演習になった。それは二人のベトナム難民、いわゆる漂流難民《ボートピープル》が訪れたことで、先生によると、この子たちは国を逃れて、一言のフランス語も知らないままこの国へたどり着いたのだという。ほどなく二人は通常のク

ラスに加わる。私たちは敬意と興味の入り混じった思いで二人を見つめた。ただ一つ、とても不思議だったのは、二人が牛乳を飲み干すのに苦戦していることだった。

私は長いあいだ、牛乳は「自然」だと思っていた。これは二つの意味があって、一つは、牛乳は誰でも飲む、ということ。もう一つは、人は牛乳を飲むようにできている、ということ。思い返すとさらに、牛乳は必要に違いない、という考えもあった。牛乳を飲むのが世界人口のほんの一部だなんて知らなかった。人の子にとって「自然」なのは、他の哺乳類と同じく、母乳を飲むこと。でも乳離れをしたら、他の哺乳類と同じく、人は乳を消化できなくなる。世界を見渡せば、大人がずっとそれを飲み続ける方が珍しい。ベトナム人の友達は、私たちの地域の学校に来るまで牛乳を飲んだことがなかったのだと思う。一口飲むたびにおなかが痛くなったのかもしれない。誰もが飲むのではないとすれば、牛乳が必要不可欠なはずがない、というのも分かる。

これを理解するため、生物学のイロハを振り返ってみよう。話は酵素《こうそ》から。働く人々がそれぞれの業務を持つように、酵素は（髪の毛をつくるケラチンよろしく）体のつくりそのものに作用するか、もしくは生物化学反応の触媒《しょくばい》となって、反応を引き起こしたり速めたりする。例えば私たちが消化する食べものを、体が吸収できる形に変えるとか。

人が乳を消化できるのは、実は消化酵素の一つ、ラクターゼのおかげである。これは生後数年間、特に授乳期の幼児の頃は働き続ける。もっと詳しくいうと、ラクターゼは乳に含ま

れる炭水化物の一つ、乳糖を、体のエネルギーになる二つの糖分、ガラクトースとグルコースに変える。ところが成長すると、なぜかは分からないけれどラクターゼの働きは衰えてしまう。これが人体の一般法則。

例外はどうなのだろう? 時に、ラクターゼをつくる遺伝子に変異が起こる。様々な集団を調べた研究者は、三つの変異を突き止めた。そのおかげで一部の人々は大人になっても乳を消化する能力を保ち続ける。この現象を「乳糖耐性」という。

フリントストーン家は牛乳を飲まなかった

アニメ『原始家族フリントストーン』のフレッドとウィルマは牛乳を飲まなかった。石器時代に農業はなく、動物は(ペットの恐竜ディノを除けば)飼い馴らされていなかった。いやもちろん、フリントストーン家の暮らしは先史時代を知るための情報源としてはあまり信用できないとしても、一つ確かなのは、人類がいつの時代も牛乳を飲んでいたのではない、ということ。

実のところ、人が動物の乳を飲めるようになったのは、一万年と少し前に農業と動物飼育が始まったおかげだった。その頃、ホモ・サピエンスの祖先はすでに私たちと同じ生理機能をそなえて何千世代も生きてきた。例えば一万七〇〇〇年ほど前に書かれたラスコーの壁画

は、その頃にはもう大昔の代物だった。動物を飼い馴らす以前、人の食事には一滴の乳も含まれていなかった。それもそのはず、野生動物の乳をしぼるなんてできっこないのだから。[*1]そんなわけで、食べものとしての乳の歴史は、搾乳できる哺乳類（牛、羊、山羊、らくだ、ろば、さらに馬）の飼育史と深く結び付いている。

狼は最初に飼い馴らされた動物で、やがて飼い犬になった。[※1]人々が定住生活に移っていく中で、豚、山羊、羊の飼育も始まる。乳牛の祖先はオーロックという大きな野生の牛で、大体一万五〇〇〇年前に飼い馴らされた。[※2]オーロックは初め、耕作と肉用で使われた。乳が飲まれだすまでには長い時間がかかった。乳の痕跡は九〇〇〇年前のアナトリアの陶器からも見つかるものの、[※3]体系的な牛の搾乳はさらに二〇〇〇年を経て始まった。人類は当初、生乳よりも消化が楽なチーズやバターをつくるのに乳を用いたらしい。

牛乳消化の酵素ラクターゼ

大人になってもラクターゼがなくならずに乳の消化を助ける体質は、約七〇〇〇年前に肥沃な三日月地帯（現在のレバノン、キプロス、クウェート、イスラエル、パレスチナ、トルコ南東、

原注

*1　もっとも、死んだ動物の乳を狩人が飲んだことは充分考えられる。

図表１・１　乳糖不耐性の集団別割合※11

国	%	国	%
ベトナム人	100	イスラエルのユダヤ人	50
タイ人	90	北イタリア人	50
ギリシャ人	85	フランス人	32
日本人	85	アメリカ白人	25
アフリカ系アメリカ人	70	北ヨーロッパ人	7
アメリカ先住民	60		

およびヨルダン、シリア、イラク、イラン、エジプトの一部にまたがる地域）で現われたようで、※4その遺伝的変異がやがて他の地域へも広がった。

ほぼ全ての人間が大人になってもラクターゼをつくるという説は、一九六〇年代まで北米で広く信じられていた。※5隠しようもないほどの自民族中心主義！　でも今はそれが違うと分かっている。大人になっても乳を消化できるのは、おもにヨーロッパやアフリカ遊牧地帯の祖先を持つ人々にかぎられる。何を隠そう、乳糖耐性を示すのは世界人口のたった二五パーセントにすぎない。※6北方の国々は、ヨーロッパでもアメリカでも、八割ほどの人々が牛乳を消化できる。けれども南へ行くと割合は減る。ギリシャやイタリアになると、ラクターゼを持つ大人は五パーセントしかいない。

他の地域ではバラつきが大きい。例えばアフリカでは一部の集団がみんな乳糖不耐性を持つ一方、他の（時には隣り合う）集団が全くこれを持たない。アジアでは一般に乳糖を消化する能力がみられず、ただ中東とインドの一部地域だけが違う。※7

乳糖不耐性の人（つまり人類の四分の三）が乳を飲んでどうなるかを思えば、これが「下剤」の評判を買うのも納得がいく。飲まない文化では、乳は時に尿と同じような「汚い」液体とみなされる。[※8] 乳糖不耐性の症状については（牛乳アレルギーとの混同を避けるために）第３章で論じたい。

人は不平等

多くの専門家は、成人の乳汁消化能力が（少なくともいくらかの地域で）長い時間をかけて育ったものとみる。それが適応の点で有利だった。アフリカでは畜産農家の血筋と乳糖耐性に強い相関関係がみられる。農家たちにとっては、乳糖を消化できることが栄養摂取の面で利点になった。

乳はタンパク源・脂肪源として年中摂取できる。新しい能力は狩猟中心の生活が農業型の生活に移っていく上でも役に立ったと考えられる。実際、動物の肉も乳も取り込む方が、肉しか食べないよりもはるかに多くのカロリーを得られる。[※9] というわけで動物を繁殖する方が狩りをするよりも有利になる。

乳糖耐性がどう発達したかについて、単一の説明はないけれど、地域ごと、時代ごとのそれなら見つけられる。[※10]

牛の乳とヒトの乳は違う

一つだけ、私たちにとって本当に飲むのが「自然」な乳がある。それは人の母乳。実際、どんな哺乳類も生まれた時から離乳期までは乳を飲む。世界にはおよそ五四〇〇種の哺乳類がいて、同じだけの乳腺の種類がある。それぞれの種は独特で、雌がつくる乳の成分も違う。そこに含まれる脂肪分、タンパク質、炭水化物、ナトリウム等々の量は、子が必要とするものによって変わる。

牛の乳と人の乳をくらべると、違いに驚かずにはいられない。子牛は人の子の約四倍ものタンパク質とカルシウムが必要らしい。それもそのはず、子牛は生まれて四七日で体重が倍になるのだから。人の子だとそれに六カ月前後がかかる。[※12]

好き嫌いと意識

私たちは牛の乳を飲んで、山羊や羊の乳からつくったチーズを食べる一方、人――あるいは馬や犬――の乳を飲む発想には不快感を抱く。どうしてだろう？　意識のしわざである。食べものは良いか悪いか、体を癒すか目を癒すか、清浄か不浄かで分けられる。こうした意

図表1・2　乳液に含まれるタンパク質の動物別割合

動物種	タンパク質割合*（%）	体重が倍加するまでの日数
人	5	180
馬	11	60
牛	15	47
山羊	17	19
犬	30	8
猫	40	7
ねずみ	49	4

*タンパク質に由来するカロリーのパーセンテージ。残りのカロリーは脂肪と炭水化物に由来。

図表1・3　乳汁100g中の栄養（g）

	タンパク質	炭水化物	ナトリウム	リン	カルシウム
人	1.1	9	16	18	33
牛	4	4.9	50	97	113

識は大体が文化的に形づくられるもので、ヒンズー教徒が牛肉を忌避するわけや、西洋人が犬猫肉を食べたがらないわけを説明してくれる。

意識の構造は、心理学者のいうスキーマや心理カテゴリーをもとに決まる。これらは心の枠組みで、私たちが受け取る情報を無意識のうちに整理・解釈する。[※13]例えば「医者」という言葉を聞けば、大抵の人は聴診器を首にかけた白衣の男性が、診療室か病院で患者と向き合う姿を思い浮かべる。多くの医者は女性であったり別の環境で働いていたりするにもかかわらず、私たちはこのスキーマもしくは心理カテゴリーを通して医者をイメージする。

そして私たちは、身の回りの動物たちについても心理カテゴリーを持っている――

授乳ステーション

大人は母乳を飲めるのか。カナダ・トロントのアーティスト、ジェス・ドブキンがこの問いに迫ろうとして創作したのが、授乳ステーションという作品で、町の人々に人の乳を試飲してもらうという穏やかじゃない企画だった。ワインの試飲よろしく、ドブキンは乳について話し、母乳提供者の女性やその食生活を簡単に説明する。その後、白い液体を入れた小さなプラスチックカップが人々に渡され、飲んでみる、という段取りだった。

私は二〇一二年の春、モントリオールで試飲に加わった。勇気が必要だった。母乳を飲むというのが気持ち悪かったことは認めたい。けれども渡された乳に危険はない――殺菌までされていたのだから。それで、飲んでみた。まず感じたのは、味がとても、とてつもなく濃いということ。飲みなれている食料品店のミルクのような、うっすらした風味とは似ても似つかない。次に、ひどく甘い。三度に分けて飲みきるのがやっとだった。私は間違いなく乳離れしていた!

食べる動物、愛する動物、人間のために乳を分泌する動物、わが子のために乳を分泌する動物。だから目の前に牛乳のグラスが出された時、私たちはそれを栄養に富む白い飲みものとみる――牛の乳房に由来する温かい液体で、子牛に与えるためのもの、としてではなく。*2

心理学者のメラニー・ジョイは、牛の乳を飲んだり肉を食べたりすることへの抵抗感がな

いのは私たちの先天的な特徴なのか、後天的なそれなのかを問うた。ジョイはおおよそ後天的と考える。私たちは牛の乳を飲むのが自然だと学習して、この思い込みのおかげで嫌悪を催さずに済む。[※14] つまり牛乳嗜好も実のところ「自然」ではない。つきつめれば牛乳摂取は、人間にとって決まり事というより例外とみる方が正しそう。いずれにせよ、牛乳摂取は時代と場所を超える習慣ではない。人類の祖先は牛乳を飲まなかったし、今日でも人類の四分の三は乳糖不耐性で、私たちの牛乳愛は後天的なのだから。ただしこう言っても、だからどうするのが正解なのかは何も分からない。牛乳は飲む「べき」なのか。もし言い聞かされてきた通り、牛乳が必要だとするなら、その根拠はどこにあるのだろう?

原注

＊2　現に研究が示すところでは、人々は動物の原型が残る肉片をみると不快感を催すことが多く、元の生きものの姿が分からない形にさばかれた肉を好む。「食物」と「動物」のカテゴリーはきっぱり分かれている。

出典

※1　Christopher Beam, "Man's First Friend: What Was the Original Domesticated Animal?" *Slate*, March 6, 2009, http://www.slate. com/articles/news_and_politics/explainer/2009/03/mans_first_friend.html.

※2　Ruth Bollongino et al., "Modern Taurine Cattle Descended from Small Number of Near-

Eastern Founders," *Molecular Biology and Evolution*, March 14, 2012. Quoted in Duncan Geere, "Origin of Modern Cows Traced to Single Herd," *Wired UK*, March 27, 2012, http://www.wired.com/2012/03/cattle-ox-origins.

※3 Ewen Callaway, "Pottery Shards Put a Date on Africa's Dairying," *Nature.com*, June 20, 2012, http://www.nature.com/news/ pottery-shards-put-a-date-on-africa-s-dairying-1.10863.

※4 Ibid.

※5 Physicians Committee for Responsible Medicine, "What Is Lactose Intolerance?" http://www.pcrm.org//health/diets/vegdiets/what-islactose-intolerance.

※6 Steven R. Hertzler, RD, Bao-Chau L. Huynh, and Dennis A. Savaiano, PhD, "How Much Lactose is Low Lactose?" *Journal of the Academy of Nutrition and Dietetics* 96, no. 3 (March 1996): 243–46.

※7 Université de Genève, "Sur les traces du lait et de sa digestion," http://www.unige.ch/communication/Campus/campus97/ recherche2.html.

※8 Deborah Valenze, *Milk: A Local and Global History* (New Haven, CT: Yale University Press, 2011), 3.

※9 Sciences et Avenir, "La tolérance au lait provient des Balkans," September 2, 2009, http://www.sciencesetavenir.fr/natureenvironnement/20090902.OBS9691/la-tolerance-au-lait-provientdes-balkans.html.

※10 EUはこの現象を調べる研究プロジェクト、LeCHE（初期ヨーロッパ文化史の乳糖耐性）に資金提供までしている。

※11 Joseph Keon, *Whitewash: The Disturbing Truth About Cow's Milk and Your Health* (Gabriola Island, BC, Canada: New Society Publishers, 2010), 46.

※12 Ibid., 26.

※13 Melanie Joy, *Why We Love Dogs, Eat Pigs, and Wear Cows: An Introduction to Carnism* (San Francisco: Conari Press), 13.

※14 Ibid., 17.

神話その2

牛乳は骨の健康に欠かせない

健康な骨づくりに牛乳は要らない。どうして？　なぜならカルシウムの摂取源はほかにいくらでもあるから。もっと体が吸収しやすい植物の代替品には事欠かない。さらに骨の健康のためには、ビタミンDの摂取と正しい生活スタイルが肝心となる。

あっという間だった。友人がほぼみんな子持ちになった。毎晩のようにパーティーで盛り上がっていた面々が、数年のうちに完璧な保護者に変わった。夜に子をなだめる技は本能で知ったのだと思う。誰もが愛情に満ちた、面倒見のいい、責任ある理想的なお母さん、お父さんになろうと頑張っている。この善意あふれる両親たちは毎年小児科医を訪ね、保健専門家の助言や、配布されるカナダの手引書『赤ちゃんとのより良い暮らし』[※1]の助言にしたがう。後者は分厚い四色刷りの冊子で、メッセージははっきりしている――子供は牛乳を飲まなければいけない、それもたっぷり。ある友人は、小児科医から、四歳の息子に一日七五〇ミリリットルから一リットルの牛乳を与えるよう勧められたという。別の友人は、娘に牛乳を飲ませることを勧める看護師から渡された助言リストを見せてくれた。

・かわいいカップで少量ずつ牛乳を与えましょう。
・ミルクシェイクに果物、濃縮果汁、さらにはバニラを加えてみましょう。

・チョコレートミルクは子供たちの大好きなデザートです。

知り合いのお医者に尋ねると同じことを言われた。子供は大きくなって丈夫な骨をつくるために牛乳を飲まなくてはいけない、と。実際、どんな学校でも保育所でも乳製品を与えるじゃない？　と言っても、歳をとったって健康のために牛乳は飲まなくちゃいけない。お医者さんは私が訪れるたびに、ちょっとおやつでヨーグルトを食べるのがいい、と言う。それに広告もある。「一杯の牛乳は金。二杯はもっと金」[※2]。あるいはもっと単純に「牛乳は体のため」[※3]。

牛乳に魔法の成分はない

でも考えてみれば、乳離れした大人の人間が、骨と体を健康に保つために、他の哺乳類の乳を飲まなければいけないというのは、ちょっとおかしくないだろうか。これは自然の中では例外のはず。ほかのどんな動物も、別の動物の乳を飲んだりはしない。人間に一番近い種のチンパンジーは、九九パーセントの遺伝子がヒトと共通するけれど[※4]、三、四歳で乳離れした後は一滴の乳も飲まない。それでもチンパンジーは骨粗鬆症《こつそしょうしょう》にならない。それに乳糖不耐性の大多数の人間も。

子供は誰より牛乳を飲む。健康な子供といったら牛乳パックを手にした子供。生徒に牛乳を与えない学校は悪い学校に違いない。ところが子供時代の牛乳摂取が健康な骨をつくるという証拠はない。ある研究者チームは、五八件の研究結果から、牛乳摂取と骨の健康の関係を調べた。二〇〇五年に学術誌『小児科学』に載ったその報告は無視できない。「臨床的・長期的・遡及《そきゅう》的・地域横断的な研究のいずれにおいても、乳製品の消費増、さらに食事でのカルシウム摂取全体が、児童もしくは成人若年層の骨の健康に、わずかであれ一定の好影響を与えたという証明は得られていない。牛乳または乳製品の摂取量を増やして青少年の骨形成をうながすことに主眼を置いた栄養指針を支持する証拠は、ほとんど存在しない[※5]」。

成人が骨密度の低下や骨粗鬆症に見舞われるのは、牛乳を飲まないせいじゃない。遺伝的な素因や生活習慣のような沢山の要因が可能性として挙げられる。

食事のカルシウム

骨のために牛乳は飲まなくていいとしても、カルシウムは要る。ただしどれだけ要るかは専門家のあいだでも意見が分かれる。世界保健機関（ＷＨＯ）や国連食糧農業機関（ＦＡＯ）は、骨粗鬆症を予防するために一日最低四〇〇～五〇〇ミリグラムのカルシウムが必要だとする一方[※7]、北米では一九から五〇歳の人々に対して一〇〇〇ミリグラムの摂取が公式に推奨

される。[※8] 対象者のリスク因子（塩やコーヒーの摂取、喫煙、運動不足、日光浴不足）が増えるのに比例して推奨値も上がるらしい。

ただ一番大事なのは、牛乳が唯一のカルシウム摂取源じゃないということ。図表２・１は食品ごとのカルシウム量を比べている。[※9]

大事なのは生体利用効率

栄養素の生体利用効率は、吸収した量の中で体が実際に利用できる栄養素の割合を指す。

骨粗鬆症とは？

骨粗鬆症は骨を隙間だらけにして、普通なら何でもない転倒で折れやすくしてしまう。北米に広がる病気で、女性なら四人に一人、男性なら八人に一人がこれにかかる。[※6] ウイルスや細菌を拾ってかかる病気ではなく、骨形成と骨吸収のバランスが崩れることで発症する。骨量が減るのは遺伝、食事、運動、ホルモン生産、その他、色々な要因による。更年期の女性は男性にくらべて骨粗鬆症になりやすい。これはエストロゲン（女性ホルモンの一種）の生成が急減して、コラーゲン繊維の形成と質、ひいては骨が影響を受けるせいと考えられる。

図表２・１　食材別カルシウム量

食材	量	カルシウム（mg）
野菜類		
キャベツ（冷凍後に調理）	125ml（1/2杯）	189
ほうれん草（冷凍後に調理）	125ml（1/2杯）	154
キャベツ（冷凍せずに調理）	125ml（1/2杯）	141
カブの葉（冷凍後に調理）	125ml（1/2杯）	132
ほうれん草（冷凍せずに調理）	125ml（1/2杯）	129
カブの葉（冷凍せずに調理）	125ml（1/2杯）	104
ケール（冷凍せずに調理）	125ml（1/2杯）	95
果物		
オレンジジュース（カルシウム強化）	125ml（1/2杯）	155
牛乳と牛乳代用品		
バターミルク	250ml	370
山羊のミルク（栄養補強）	250ml	345
大豆・米飲料（カルシウム強化）	250ml	319-324
牛乳各種	250ml	291-322
粉乳	24gで250ml	302
チーズ		
グリュイ、スイス、ゴート、低脂肪チェダー、低脂肪モッツァレラ	50g	396-506
加工チーズ（チェダー、スイス、低脂肪チェダー、スライス）	50g	276-386
チェダー、コルビー、エダム、ゴーダ、モッツァレラ、ブルー	50g	252-366
リコッタ	50g	269-356
コテージ	250ml	146-217
ヨーグルト		
プレーンヨーグルト	175g	292-332
フルーツ入りヨーグルト	175g	221-291
豆乳ヨーグルト	175g	206
飲むヨーグルト	200ml	190
ケフィア	175g	187
魚介類		
いわし（大西洋産、缶詰、油漬け）	75g	286
さけ、ます（缶詰、未加工）	75g	179-208
さば（缶詰）	75g	181
いわし（太平洋産、缶詰、トマトソース漬け、未加工）	75g	180
カタクチイワシ（缶詰）	75g	174
肉に代わる食材		
豆腐（硫酸カルシウム使用）	150g	243-347
豆（白いんげん、缶詰、調理済み）	175ml	93-141
ごまペースト	30ml	130
ベイクドビーンズ（缶詰）	175ml	89-105
アーモンド（ドライロースト、無漂白）	60ml	93
その他		
糖蜜	15ml	179

誤解を招くカルシウム・パラドックス

動物性タンパク質を摂取すると骨のカルシウム不足が進むと長く信じられてきた。これは、動物性タンパク質が植物性タンパク質と違って、血液の酸度を高めるという説。広く宣伝された二〇〇四年刊行の『チャイナ・スタディー』[※10]で、T・コリン・キャンベルとトーマス・M・キャンベルの両博士は「カルシウム・パラドックス」を語っている。先進国ではカルシウム摂取量が多いのに、摂取量の低い国々と比べて股関節の骨折が多いと分かった。先進国で動物性タンパク質が多く摂取されていることがその理由と疑われた。それが骨のカルシウムを減らすんじゃないか、と。

アメリカの医師と生物化学者である二人は、一〇件の研究を調べたすえに、動物性タンパク質の摂取量が増えると、尿で出されるカルシウムの量が増えることを突き止めた。[※11]二人が記すところでは、動物性タンパク質の摂取量で筆頭に上がる国々は、骨折率が最大の国々に重なる。[※12]

この結果は私の目的にはピッタリ！　でも最近の研究はこの「カルシウム・パラドックス」に新しい光を投げかけている。[※13・※14・※15]実際には、肉は吸収されるカルシウム量を増やす。尿で体外に出されるのは骨のカルシウムではなくて余りだった。カルシウム摂取量が多い国での骨折は生活習慣に関係すると考えられる。ビーガンの医師で、栄養に関する講演を毎年何十件もこなすマイケル・グレガー博士は、動物性タンパク質の脱カルシウム作用について話すのを

やめることにした。「正直、当時は信じましたが、この新しい研究は「カルシウム・パラドックスの」急所を突いています」[※16]。

ただし、だから動物性タンパク質は健康によくてカルシウムの吸収に不可欠、と結論するのはよくない。要は肉の摂取が骨粗鬆症に関係するという巷《ちまた》の説があやしいだけなのだから。

多くの植物に含まれるカルシウムは牛乳のそれよりも生体利用効率がいい。人は平均して、乳製品や栄養補強食品（オレンジジュース、豆腐、豆乳）に含まれるカルシウムの三〇パーセントを吸収する一方、いくらかの緑色野菜（チンゲン菜、ブロッコリー、ケール）からはその倍を吸収できる[※17]。

肝心かなめのビタミンD

私たちと酪農家の意見が一致する点が、少なくとも一つある――牛乳にはビタミンDが含まれていて、これが骨の健康に欠かせない。でも酪農家が言い忘れているのは、このビタミンが自然な牛乳の中にはない、ということ。ビタミンDは添加物で、アメリカでは一九三〇年代、カナダでは一九六〇年代以降、くる病を減らすために加えられている[※18]。ビタミンDが骨の健康の鍵になるのは、カルシウムの吸収と利用を助けるから、というのが今までに分

かっていることで、これは看護師を対象にした二〇〇三年の長期メタ研究で得られた発見だった。

栄養学研究では、信頼できるデータの収集が悩みどころになる。例えば、自分はこういうものを食べると言う人たちが本当にそうだと確かめるには、どうしたらいいのか。一つの解決法が見つかった。科学や医学の手続きに通じた被験者を使えばいい――看護師がいる！ということで、二〇〇三年に研究者たちが使ったのは、一九七六年から集められてきた『看護師健康研究』のデータだった。

閉経後の女性の股関節骨折と、カルシウム・ビタミンＤ・牛乳摂取の関係を突き止めるべく、研究者たちは何万人もの看護師の食事を振り返った。一九八〇年代以降を対象範囲に、七万二三三七人の（多くは白人からなる）閉経後の女性たちの食事が念入りに調べられた。[※19]

結果は明瞭。ビタミンＤの摂取が増えれば股関節骨折が減るらしい。その一方で、食事中のカルシウムと牛乳はどちらも、閉経後の女性の股関節骨折リスクを減らさないようだった。

日光浴かサプリか

カナダ保健省は必要量のビタミンＤを摂るために、五〇歳以上の人は一日三杯の牛乳を飲むようにと、まるでそれが唯一の摂取源かのように勧めている。[※20] 保健省が刊行する『カナダ

食品手引き』もチーズを同じくらいに評価する。でも、チーズにビタミンDは添加されていない(だから少しも入っていない)。

推奨されるビタミンDの摂取量は最近、成人で一日二〇〇〇IU(国際単位)(五〇マイクログラム)に引き上げられた。※21 なぜか。牛乳はずっと前からビタミンDを添加されていたけれど、ほとんどの北米人はそれでも足りないから。※22 それもそのはずで、一杯の牛乳にビタミンDはたった一二〇IUしか含まれていない。※23 ということは、推奨量を得ようと思ったら牛乳は一日一五杯飲んでも足りない!

充分量のビタミンDを得たければ、日光浴に勝るものはない。健康な大人の場合、四月から一〇月に週二、三回、一一時から一四時のあいだに、顔と肘から先を(日焼け止めなしで)一五分太陽にさらせば充分。※24 冬は、アメリカ北部やカナダに住む人なら漏れなくサプリを飲むのがいい(牛乳を飲む人も!)。*1

牛乳は不可欠じゃない

二〇〇五年、イギリスの広告基準協議会(カナダの広告基準局やアメリカの連邦取引委員会に当たる組織)はネスレに対し、乳製品が骨の健康に不可欠と銘打ったヨーグルト広告を取り下げるよう命じた。協議会の考えでは、「不可欠」という言葉はほかにカルシウム源がないことをほのめかす。でもそんな事実はないので、ネスレの広告は嘘をついている、という

ことだった。[※25]

骨を健康に保つなら、必要なのは……

骨粗鬆症を予防する魔法の食品はないので、三〇歳までに充分な「骨量」を蓄えなくてはいけない。そこで、やるべきことは骨量の減少を防ぐ努力になる。その方法は[※26]――

・定期的な運動、とくに筋力トレーニング。負荷が大きくて重量のかかるエクササイズになる活動、例えばウォーキング、ランニング、ダンス、スキー、サッカー、ラケットスポーツ、ウェイトトレーニング。

・ビタミンD。日光浴、栄養補強食品、またはサプリから。

・ビタミンK。緑色葉物野菜にある。ビタミンKが少ないと骨密度が減るといわれる。サプリを飲むと骨が健康になる模様。[※27]

・コーヒーとソフトドリンクを控える。カフェインは尿とともに排出されるカルシウムを増やすとされる一方、ソフトドリンクに含まれるリンはカルシウムとリンのバランスを

原注

＊１　一部の魚（鮭、ます、まぐろ）からもビタミンDは得られるものの、これは環境と動物倫理の観点から避けたい。

乱すと考えられている。

牛乳は何に置き換えれば？

答は簡単、置き換えの必要なし！　牛乳が骨の健康に必要ない以上、代替も必要ない。牛乳の中に、ほかで得られない栄養は一つもない。ビタミンやミネラルなら、白くも液状でもない色々な植物にある。

それなら、牛乳にはどんな成分が？　これまで語ってきたカルシウムとビタミンD、それにタンパク質、炭水化物、脂肪分のほか、リン、ビタミンA、ビタミンB2、ビタミンB12、セレン、パントテン酸が含まれている。[※28]　こうした栄養素はほかの食品にも隠れていて、たぶん、もうみなさんの台所にある。各栄養素を得られる食品について詳しくは、カナダ栄養士会のウェブサイト、Dietician.caを見てほしい。

牛乳の置き換えは明らかに不要だとしても、シリアルにかける何か、コーヒーに入れる何か、あるいはお好みの料理に入れる何かは欲しいかも。それなら、植物性のものが沢山ある。巻末の付録ではいくつかの代替品とその作り方を紹介してみた。さしあたり、食料品店で売られている色々な植物性ミルクの栄養価に明るくなるための豆知識を挙げてみよう。

・栄養補強された豆乳は、牛乳に似た栄養成分を持つ唯一の食品で、これは大豆が「完全」

タンパク質（九種の必須アミノ酸が揃ったタンパク質）を含む数少ない植物だから。牛乳の栄養分はすべて、栄養補強された豆乳に同じ割合で含まれる。カナダ保健省（とアメリカの保健福祉省）は牛乳を物差しにするので、それを飲まない人には栄養補強された豆乳を一日二から四杯飲むように勧めている。

・牛乳以外の飲みものがみんな栄養補強されているわけじゃない。ビタミンB12、カルシウム、ビタミンDを求めるなら、ラベルを読む必要がある。栄養補強された飲料の場合、カルシウムを推奨一日摂取量の三〇パーセント、ビタミンDを推奨量の四五パーセント含んでいなくてはいけない。これが牛乳の値。

・亜麻仁飲料、ライスミルク、アーモンドミルクはタンパク源としていまいち。

・飲みものに甘味が加えられているか確認しよう。味付け飲料（チョコレート、コーヒーなど）は、ものによっては一杯につき二〇グラム以上もの砂糖が入っている。牛乳は一杯につき一二グラム前後の天然糖（乳糖）が含まれる。同量の豆乳に含まれる糖分は大体七〜八グラム。植物性ミルクには無糖の種類もある。[※29]

大豆は怖い？

植物性ミルクの中で、豆乳は一番知られている。でも大豆は論争の的でもある。牛乳を豆

タンパク質神話

タンパク質は体の組織をつくって、保って、治すのに必要な栄養素なので重宝される。体に必要な必須アミノ酸は全部、様々な穀類や豆類、野菜から得られる。かつては、充分な栄養価のタンパク質をとるには多様な植物を同時に食べなくてはいけないと考えられていて、これをタンパク質混合とかタンパク質補完なんて呼んでいた。でも今は必須アミノ酸を揃えるのに食べものを組み合わせる必要はないことが分かっている。食事に様々な穀類、豆類、野菜が含まれていれば、必要なタンパク質は簡単に得られる。

タンパク質についての心配は不要で、色々な植物性食材から充分なカロリーを摂取すれば必要量のタンパク質は足りる。

普通のアメリカ人は伝統的な洋食で、必要量の倍近くのタンパク質をとっている。[※31]

乳に置き換えたら、余計な健康リスクを負うのでは……。この大豆論争は何なんだろう?

アジアでは大豆が何千年も育てられ、食べられてきた。けれどアメリカでは一七世紀以降にやっと栽培が始まった。[※30] 今日ではアメリカが最大の大豆生産国で、世界生産の三一パーセントを占める（カナダは七位で二パーセント未満）。大豆のさやには種、つまり「豆」が入っていて、そこから取れる油――世界でパーム油に次いで取引される植物油――は食品やバイオ燃料に使われる。豆の残りはその後、加工されて動物飼料になる。というわけで、人が

消費する大豆はほんの一部（七パーセント未満）にすぎない。それが何十もの形で使われる——有名な豆腐だけでなく、味噌や醤油、ヨーグルト、大豆飲料にもなる。豆乳は水を吸わせた大豆を水の中ですりつぶして火にかければつくれる。

GMO

大豆関連の大きな論争は二つある。一つは遺伝子組み換え作物（ＧＭＯ）に関わるもの。カナダで栽培される大豆の五〇から七五パーセント、アメリカで栽培されるそれの約九五パーセントは遺伝子を組み換えられている。[※32・※33] ＧＭＯが人の健康に及ぼす影響はまだ分かっていないことだらけで、これまでに実施された研究は長期的リスクがある可能性を否定していない。[※34] ＧＭＯのラベル表示は義務づけられていないので、私たちの食べるものにそれが入っているか否かを確かめるのは難しい。ただ幸いなことに、ほとんどの豆乳や他のビーガン大豆食品は有機栽培された大豆からつくられる。有機認証の大豆には化学肥料、農薬、ＧＭＯを使ってはならないので、私たちはこの認証ラベルが付いた大豆食品を探せばよい。

イソフラボン

もう一つの論争はイソフラボン（または植物エストロゲン）の健康影響について。イソフラボンは天然の化学物質で、体に吸収されると女性ホルモンのエストロゲンに似た働きをす

る。イソフラボンは危険だという一般の思い込みとは裏腹に、多くの研究はこれが乳癌《にゅうがん》の再発リスクを減らす上、様々な癌の予防になりうることを示している。[※35・※36・※37]

実際、アメリカ癌協会やアメリカ癌研究協会のような大手の癌組織は、一日二、三皿の大豆食品（豆腐、テンペ、味噌、豆乳、枝豆など）を食べても平気どころか健康によいという見方で一致している。[※38] つまり、エストロゲン受容体陽性（ER+）の乳癌（エストロゲンと結合して活性化する受容体を持った癌細胞）を持つ女性は、大豆を避けるよりも食べる方がよい、ということになる。

でも、イソフラボンが性的発達を妨げたり、男性の生殖能力に悪影響をおよぼしたりする可能性は？ 精子の数に影響するってよく聞くけど[※39]……。大豆を叩く記事のほとんどはウェストン・A・プライス財団（WAPF）の情報をよりどころにしていて、この組織は実質、生乳と動物性脂肪を宣伝している。[※40] それで、確かにイソフラボンは精子の濃度を薄めるのだけれど、精子の数は減らさない。大豆摂取は同じ数の精子を含む精液の量を増やすのだと考えられている。[※41] これまでに、大豆摂取と生殖能力の問題を結び付ける真面目な研究は行なわれていない。第3章でみるように、男性はむしろ牛乳に含まれるホルモンを気にした方がいい。

大豆食品が甲状腺の機能に影響するという神話も広く信じられている。けれど大豆食品は何年も継続的に食べたところで健康な成人の甲状腺には影響しない。甲状腺薬を服用する人

も、毎日大体同じ量の大豆を食べるようなら問題ない——大豆の摂取量が変わるなら、大豆タンパク質が薬の吸収に影響するので、薬の服用量を微調整する必要が生じることもある。[※42]

＊　＊　＊

というわけで、確かに牛乳は骨の健康によいけれども、それはそこに含まれる栄養素のおかげであって、その栄養素は他の食べものから簡単に、しかも牛乳摂取に伴うリスクなしで摂取できる。

出典

※１　Institut national de santé publique du Québec, “From Tiny Tot to Toddler: A Practical Guide for Parents from Pregnancy to Age Two” (2012): 313–530, http://www.inspq.qc.ca/tinytot.

※２　Fédération des producteurs de lait du Québec http://www.lafamilledulait.com/publivores/36-un_verre_de_lait_cest_bien_ mais_deux_cest_mieux.

※３　“Milk Boy in A Mirror Ad from 1992,” National Dairy Board 作成、ClassicCommercials4U 投稿。December 16, 2008, https://www.youtube.com/watch?v=0G6JymgFusw&feature=youtu.be.

※4 Hominidés.com: Les évolutions de l'homme, "Le séquençage du génome du chimpanzé!" September 2005, http://www.hominides. com/html/actualites/actu080905-adn-chimpanze.php.

※5 A. J. Lanou, S. E. Berkow, and N. D. Barnard, "Calcium, Dairy Products, and Bone Health in Children and Young Adults: A Reevaluation of the Evidence," *Pediatrics* 115, no. 3 (March 2005): 736–43.

※6 PasseportSanté.net, "L'ostéoporose," http://www.passeportsante. net/fr/Maux/Problemes/Fiche.aspx?doc=osteoporose_pm.

※7 World Health Organization, *Diet, Nutrition and the Prevention of Chronic Diseases—Report of a Joint WHO/FAO Expert Consultation*, 2003, http://www.fao.org/WAIRDOCS/WHO/AC911F/ AC911F00.HTM.

※8 Health Canada, "Vitamin D and Calcium: Updated Dietary Reference Intakes," March 22, 2012. http://www.hc-sc.gc.ca/ fn-an/nutrition/vitamin/vita-d-eng.php.

※9 Dietitians of Canada, "Food Sources of Calcium," May 8, 2014, http://www.dietitians.ca/Your-Health/Nutrition-A-Z/ Calcium/Food-Sources-of-Calcium.aspx.

※10 T. Colin Campbell and Thomas M. Campbell, *The China Study: The Most Comprehensive Study of Nutrition Ever Conducted and the Startling Implications for Diet, Weight Loss, and Long-Term Health* (Dallas: BenBella Books, 2004).

※11 Ibid., 205–6.

※12 L. A. Frassetto et al., "Worldwide Incidence of Hip Fracture in Elderly Women: Relation to Consumption of Animal and Vegetable Foods," *Journal of Gerontology: Medical Sciences*

55, no. 10 (October 2000): M585–92.

※13 N. M. Maalouf et al., "Hypercalciuria Associated with High Dietary Protein Intake Is Not Due to Acid Load," *Journal of Clinical Endocrinology and Metabolism* 96, no. 12 (December 2011): 3733–40.

※14 J. E. Kerstetter, A. M. Kenny, and K. L. Insogna, "Dietary Protein and Skeletal Health: A Review of Recent Human Research," *Current Opinion in Lipidology* 22, no. 1 (February 2011): 16–20.

※15 J. E. Kerstetter et al., "The Impact of Dietary Protein on Calcium Absorption and Kinetic Measures of Bone Turnover in Women," *Journal of Clinical Endocrinology and Metabolism* 90, no. 1 (January 2005): 26–31.

※16 マイケル・グレガー博士とのEメール交換より（二〇一二年八月一四日）。

※17 Institute of Medicine of the National Academies, "Dietary Reference Intakes for Calcium and Vitamin D," November 30, 2010, http://iom.nationalacademies.org/reports/2010/dietaryreference-intakes-for-calcium-and-vitamin-d.aspx.

※18 アメリカの牛乳はほぼ全て、企業の任意により一杯あたり一〇〇ＩＵのビタミンを添加されている。カナダでは牛乳一〇〇ミリリットルにつき三五～四〇ＩＵ、マーガリンは一〇〇グラムにつき五三〇ＩＵ以上のビタミンを添加することが義務付けられている。National Institutes of Health, "Vitamin D," November 10, 2014, http://ods. od.nih.gov/factsheets/VitaminD-HealthProfessional.

※19 D. Feskanich, W. C. Willett, and G. A. Colditz, "Calcium, Vitamin D, Milk Consumption, and Hip Fractures: A Prospective Study among Postmenopausal Women," *American Jour-*

nal of Clinical Nutrition 77, no. 2 (February 2003): 504–11.
※20 L'épicerie, "Le nouveau Guide alimentaire canadien," ICI RadioCanada, television broadcast on March 7, 2007, http://www. radio-canada.ca/actualite/v2/lepicerie/niveau2_14082.shtml.
※21 Pierre Lefrançois, "Vitamine D: des chercheurs suggèrent un apport quotidien de 2000 UI par jour," PasseportSanté.net, June 17, 2009, http://www.passeportsante.net/fr/Actualites/Nouvelles/Fiche. aspx?doc=2009061680_vitamine-d-des-chercheurs-suggerent-unapport-quotidien-de-2000-ui-par-jour.
※22 D. A. Hanley and K. S. Davison, "Vitamin D Insufficiency in North America," *The Journal of Nutrition* 135, no. 2 (February 2005): 332–37.
※23 PasseportSanté.net, "Vitamine D," January 2014, http://www. passeportsante.net/fr/Solutions/PlantesSupplements/Fiche. aspx?doc=vitamine_d_ps.
※24 T. C. Chen et al., "Factors that Influence the Cutaneous Synthesis and Dietary Sources of Vitamin D," *Archives of Biochemistry and Biophysics* 460, no. 2 (April 15, 2007): 213–17.
※25 Stephen Brook, "Vegans Force Nestlé Climbdown," *Guardian*, September 28, 2005, http://www.theguardian.com/media/2005/ sep/28/advertising.
※26 PasseportSanté.net, "Le calcium est essentiel . . . Et le lait?" http://www.passeportsante.net/fr/Actualites/Dossiers/ ArticleComplementaire.aspx?doc=lait_calcium_do.
※27 P. Weber, "Vitamin K and Bone Health," *Nutrition* 17, no. 10 (October 2001): 880–87.
※28 PasseportSanté.net, "Lait," http://www.passeportsante.net/fr/ Nutrition/EncyclopedieAliments/Fiche.aspx?doc=lait_nu.

※29 Lise Bergeron, "Boissons de soya, de riz, d'amandes . . . Que choisir?" Protégezvous.ca, September 2012, http://www. protegez-vous.ca/boissons-vegetales.html.

※30 Soya.be, "History of Soybeans," http://www.soya.be/history-ofsoybeans.php.

※31 Physicians Committee for Responsible Medicine, "The Protein Myth," http://www.pcrm.org/health/diets/vegdiets/how-cani-get-enough-protein-the-protein-myth.

※32 Marie Allard, "Encore plus d'OGM dans nos champs," *La Presse*, July 4, 2011, http://www.lapresse.ca/actualites/201107/03/01-4414689-encore-plus-dogm-dans-noschamps.php.

※33 Veronique Dupont, "GMO Corn, Soybeans Dominate US Market," Phys.org, June 4, 2013, http://phys.org/news/2013-06-gmo-cornsoybeans-dominate.html.

※34 Élise Desaulniers, *Je mange avec ma tête: Les consequences de nos choix alimentaires* (Montreal: Stanké, 2011), 132–33.

※35 N. Guha et al., "Soy Isoflavones and Risk of Cancer Recurrence in a Cohort of Breast Cancer Survivors: The Life After Cancer Epidemiology Study," *Breast Cancer Research and Treatment* 118, no. 2 (November 2009): 395–405.

※36 X. O. Shu et al., "Soy Food Intake and Breast Cancer Survival," *JAMA* 302, no. 22 (December 9, 2009): 2437–43.

※37 B. J. Caan et al., "Soy Food Consumption and Breast Cancer Prognosis," *Cancer Epidemiology, Biomarkers & Prevention* 20, no. 5 (May 2011): 854–58.

※38 Joseph Gonzales, "Should I Stay Away from Soy If I Have Breast Cancer?" NutritionFacts.org, March 4, 2015, http:// nutritionfacts.org/rdquestions/should-i-stay-away-from-soy-ifi-have-breast-cancer/.

※39 *Fox News*, “Study: Eating Soy May Decrease Sperm Count in Men,” October 18, 2007, http://www.foxnews.com/story/2007/10/18/ study-eating-soy-may-decrease-sperm-count-in-men.html.

※40 Justine Butler, “Ignore the Anti-Soya Scaremongers,” *Guardian*, July 1, 2010, http://www.theguardian.com/commentisfree/2010/ jul/01/anti-soya-brigade-ignore-scaremongering.

※41 J. E. Chavarro et al., “Soy Food and Isoflavone Intake in Relation to Semen Quality Parameters among Men from an Infertility Clinic,” *Human Reproduction* 23, no. 11 (November 2008): 2584–90.

※42 Virginia Messina, MPH, RD, “Safety of Soyfoods,” Vegetarian Nutrition, a dietetic practice group of the Academy of Nutrition and Dietetics, 2012, http://vegetariannutrition.net/docs/Soy-Safety.pdf.

神話その3　牛乳は安心

乳製品はホルモン、アレルゲン、乳糖、飽和脂肪、コレステロール、農薬を含み、その全てが（複数の研究によって）驚くほど多様な健康問題と関連づけられている。

牛乳摂取に関係する健康問題はあるのだろうか。本書のために調査を始めた時はかなり疑っていた。牛乳は誰もが飲むわけではないこと、必要な飲みものではないことは知っていたものの、健康を脅かすとは考えなかった。もちろん、陰謀論や食中毒の話、動物虐待事件、悪だくみをする大企業には事欠かないけれど、牛乳が健康を損なうのだったら、世間に知られているはず、と思うでしょう？

でも牛乳の健康影響をめぐる不安は新しくない。かのベンジャミン・スポック博士までが、『スポック博士の育児書』一九九八年版でちょっとした不安を口にしている。この本は長きにわたって子育てをする人々のバイブルだった。時代を超えるベストセラーで、一九四六年の初版発行以来、約五〇〇〇万部の売上げを達成している。そのフランス語版は私の母の座右の書でもあった。年月が過ぎる中ですりきれ、いくらかのページはとれてしまったけれど、母は私が生まれて一〇代になるまでそれを参照していた。

スポック博士ははっきりこう言う――「牛乳は医者や栄養士のあいだで論争の的になりました。非常によい飲みものと思われていた時代もありましたが、研究の結果、牛乳のすすめ

は再考を迫られました。……乳製品は驚くほど様々な健康問題を引き起こすのです」[※1]。懸念を口にするのはスポック博士だけではない。二〇〇一年、アメリカ政府は科学委員会に、牛乳の宣伝にみられるメッセージの検証を依頼した。委員会の結論では、牛乳はスポーツドリンクとはいえず、とりわけ骨粗鬆症の予防にもならない。しかし一番重要なのは、牛乳が心臓病や前立腺癌《がん》の発達を進めるおそれがある、という点だった[※2]。カナダ保健省や酪農家は何と言っているのだろう?

心配する必要はない

カナダ酪農家組合は、ウェブサイト「乳製品の栄養」で、乳製品にまつわる「ウソ・ホント」に答えようと手を尽くし、安心をうながして言う。「科学的な証拠にしたがえば、乳製品の消費による健康影響を心配する必要はない、といえます」。「心配する必要はない」?大体、誰かが心配するなと口にする時は、何か隠したいことがある、というのが常である。現にタバコ会社の販売戦略家はそこをよく分かっていて、インペリアル・タバコは一九八六年の報告書『バイキング計画』でこう述べる。「ここで肝心なのは喫煙者を安心させ、できるだけ長く顧客でいさせる工夫である」[※3]。『カナダ食品手引き』をみると、乳製品の消費に関わる何の危険性も書かれていない。

図表３・１　乳牛の泌乳量

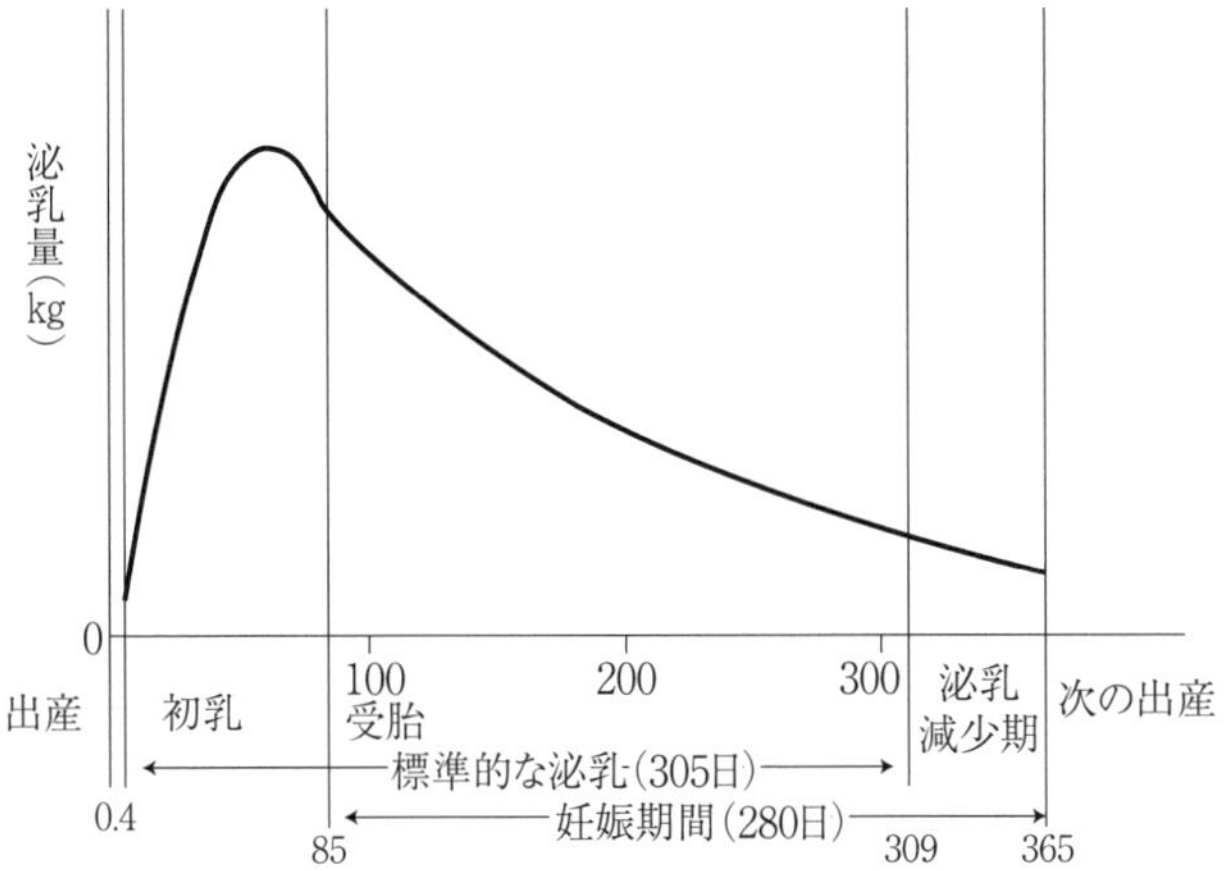

Timothy Simalenga and R. Anne Pearson, *Using Cows for Work*, University of Edinburgh, 2003※5

私は実際がどうなのかを知ろうと努めた。何十もの科学論文を読んで異なる情報を突き合わせた。結果は恐怖と驚愕だった。健康を保つとされる牛乳は、実のところ現代社会を代表するもろもろの病気の原因になるらしい。ではどんな危ない成分が牛乳に含まれているのだろう？

ホルモン

酪農業界は、カナダで売られる牛乳には何のホルモンも含まれていないと請け合う。これはある程度ただしい。アメリカで牛の泌乳量を増やすために使われる遺伝子組み換え牛成長ホルモン（ｒＢＳＴ）のような人工成長ホル

モンはカナダで使用が禁じられている。*1

でもそれは牛乳に何のホルモンも含まれていないことを意味しない。何もないどころか、牛乳には牛がつくる妊娠ホルモン類や子牛を大きくする成長ホルモン類が無数に含まれている。

牛が乳を出すにはまず子牛を産まなければならない。妊娠期間は九カ月で、自然なら次の子を身ごもる前に、産んだ子を六から九カ月かけて育てる。ところが今日の牛たちは身ごもった状態で乳を出し続ける。何を隠そう、「現代」の乳牛たちは年間三〇五日、乳を搾られるので、妊娠中でもほぼずっと搾乳されているのである。牛乳の八割は妊婦から搾られたもの。だからそこには二種類の妊娠ホルモン、エストロゲンとプロゲステロンが濃縮されている。

原注

*1　rBST（ないしrBGH）は人工の遺伝子組み換え成長ホルモンで、注射によって乳牛に投与される。人体に悪影響があるかは分かっていない。rBSTが乳癌その他につながる決定的な証拠はないものの、予防措置をとって使用を控えるべき根拠ならいくらでもある。rBSTが健康に悪影響をおよぼしかねないとの理由から、アメリカの消費者たちは多くの企業に働きかけ、このホルモンを使わない方針へと向かわせることに成功した。クローガー、セーフウェー、ウォルマートといった大手食料品チェーンは現在、店のブランドの乳製品でrBSTを使うことを禁じている。

牛の泌乳サイクル

牛乳には天然の成長ホルモン、ＩＧＦ‐１（インスリン様成長因子）も含まれる。牛でも人でも、ＩＧＦ‐１はおもに肝臓でつくられて血中に放出される。これらのホルモンは子供の成長に大きく関わる一方、成人の筋肉の発達にも影響する。ＩＧＦ‐１は自然の母乳に含まれていて、人や牛の幼児を成長させる。アメリカで生産される牛乳は、牛にさらなる成長ホルモンを投与する関係で、ＩＧＦ‐１が高濃度に集中しているけれど、加熱殺菌で壊れないこの自然の成長因子は、カナダの牛乳にも入っている。※5

人体に入った牛のホルモン

人が飲む牛乳にホルモンが含まれることは分かった。でもそれは吸収されるのだろうか。されるとしても、体に影響するほどの量なのだろうか。近年の研究によれば、そうらしい。※6二〇〇九年、日本の丸山和美らの研究チームは、牛乳を摂取した若年男性ならびに思春期前児童らの血清と尿に含まれるエストロゲン、プロゲステロンの集中度を調べた。また、牛乳の日常摂取が健康な女性の月経周期におよぼす影響も確かめた。牛乳に高濃度のエストロゲンとプロゲステロンが含まれるとしたら、排卵回数への影響が考えられる。※7＊2

牛乳を飲むと、男性ではテストステロン〔男性ホルモンの一種〕の値が下がり、女性では

妊娠ホルモン（エストロゲンとプロゲステロン）の血中濃度が飛躍的に上がった——過排卵のリスクを高めるほどに。しかも牛乳の多量摂取は双子妊娠にもつながる。牛乳を飲む女性は、飲まない女性に比べ双子出産率が五倍も高くなる。※8

健康への影響

牛のホルモンが人の健康におよぼす確かな影響を突き止めるのは難しい。どんな牛乳にもホルモンが含まれる以上、対照研究はできない（有機牛乳を飲む人も妊娠・成長ホルモンを取り込む）。生涯にわたって妊娠ホルモンを吸収していれば種々の影響は考えられ、人体がこうしたホルモンの侵入を処理できないという見解は研究者のあいだで広く認められつつある。ホルモン類は、にきびや何種類かの癌にも関係すると考えられている。

にきびは少年少女の悪夢。遺伝的素因やストレス、発汗、特定の薬剤が原因になる。ところが、にきびは西洋諸国に暮らす少年少女の八五パーセントほどに生じる一方、牛乳を飲まない人々には全く生じない。※9 因果関係を打ち立てるのは難しいものの、牛乳には皮脂の生成をうながすのに充分な濃度のホルモンが集中している。とくにＩＧＦ‐１があやしい。人体内の自然なＩＧＦ生成は一五歳ほどでピークに達する。ところが牛乳を飲んでＩＧＦを追加

原注

＊２　カナダと同じく、日本でもｒＢＳＴは用いない。

すると火勢を強めることになりかねない[※10]。さらに、牛乳を飲む女性は飲まない女性に比べ、にきびを発症しやすいようでもある。四万七〇〇〇人の女性を調べた大きな研究では、特に牛乳をよく飲む女性たちが一〇代でにきびを発症しやすいことが判明した[※11]。二〇〇六年に刊行された別の研究は九歳から一五歳の少女六〇九四名を対象にして、牛乳摂取量が最多の少女らは、にきびの発症率も最高であることを確かめた[※12]。牛乳摂取と癌のつながりはもっと判定しがたい。ただし一九六〇年代からこのかた、エストロゲンに関係する癌――卵巣癌、子宮癌、精巣癌、前立腺癌――の発症件数はいちじるしく増えている。そしてこうした癌と食習慣の関係を調べていくと、患者の食事に広く牛乳とチーズが含まれている事実に行き当たる。でもそれなら、一九六〇年代を境に牛乳の何が変わったのか。牛たちは妊娠中に搾乳されるようになり、おかげで牛乳中のホルモン値が上がった、というのが答[※13・※14・※15]。ホルモンの集中は、牛乳を多量に飲む閉経後女性の乳癌発症率を高める疑いもある[※16]。現にエストロゲンは細胞増殖を助けるので、癌細胞の成長をもうながしかねない。他方、前向きコホート研究やメタ分析は、牛乳や乳製品が大腸癌の予防になることを示唆している。それが牛乳自体の働きなのか、カルシウムの働きなのかは分かっていない[※17]。

ハーバード大学の研究者らは二六歳から四六歳までの女性一〇万人のデータを調べた。肉・乳製品を一番食べているグループは、乳癌の発症率も一番高かった（摂取量が最小の女性たちよりも三三パーセント高い[※18]）。二〇〇六年のメタ研究は、この問題に関する一二の先行

研究データを分析して、一日三杯以上の牛乳摂取が女性の卵巣癌リスクを高めていることを突き止めた。[※19] 男性にとっても無関係ではない。二〇件を超える研究が、前立腺癌と牛乳摂取のつながりを示している。[※20] 男性がこの癌と戦うなら、何はさておき牛乳をやめよう！

最後に、複数の研究がＩＧＦ－１の吸収と癌の関係を実証している。説明としては、このホルモン類によって悪い細胞が死なずにいるせいで発症のリスクが高まるのではないか、という仮説が立てられている。[※21]

アレルゲン

食物アレルギーを持つ人というと、外出時には注射薬のエピペンを常備していて、問題のアレルゲン（基本はナッツ類）に触れると死の危険に瀕する、なんて思われている。でも実際には、それと知らずに何年もアレルギーで苦しむことだってありえる。事実、食物アレルギーの症状――慢性疲労、不安、動悸、等々――は特定が難しいこともある。近年の疫学研究によるなら、アメリカ人の四パーセント近くは食物アレルギーを抱えている。[※22] 牛乳アレルギーは最も一般的なものの一つ。公式の数字ではカナダ人の〇・三パーセントがこれをわずらうというけれど、[※23] 実際は人口の七・五パーセントがわずらっている疑いもあって、[※24] 子供のアレルギーではこれが一番多い。[※25][*3]

アレルギー反応は肥満細胞〔皮膚や粘膜に存在する細胞の一種〕がアレルゲンと接することで起こる。牛乳アレルギーの大きな原因はベータカゼインというタンパク質で、肥満細胞がこれに接触するとヒスタミンを放出して、粘液分泌、筋収縮、炎症を引き起こす。[※26]

牛乳アレルギーの関連症状

これは会社の社員食堂であった話で、きっと同じようなことは欧米文化圏で何度も繰り返されている。当時おなかの大きかった友達のジュリーが、食後のデザートでりんごにかぶりついた。すると危険を避けるような勢いで同僚が彼女の方を向き、こう言った。「ヨーグルトを食べないの？　お昼なのに全然乳製品を食べていないじゃない。子供のことを考えなくちゃ！」。妊娠中は乳製品を食べなくてはいけない、というのはみんなが信じているみたい。でもこれは事実無根。近年の研究では、乳製品を一切摂らない菜食のお母さん方も、バランスのとれた食事をしていれば健康な子を産める、ということが示されている。[※27]

実際には子供にとって危険どころか、妊娠前から出産後にかけて乳製品を避ける女性は、牛乳摂取を通して子供におよぶ悪い影響、例えばⅠ型糖尿病、耳炎、鉄欠乏、疝痛《せんつう》〔発作的な激しい腹痛〕、その他のリスクを減らせる。[※28・※29・※30・※31]これらの病気はアレルギー反応、中でも牛乳へのそれに関係していることが多い。

他方、成人も牛乳アレルギーに苦しむことがある。なんと、牛乳にはアレルギー反応を引

き起こすタンパク質が、少なくとも三〇種類は含まれている。アレルギー反応はすぐ生じることもあれば、二四時間から七二時間を経て現われることもある。症状は数日で治まることも数週間続くこともある。[※32]そして反応はすぐ出るとはかぎらないので、知らずに何年も牛乳アレルギーを抱えるシナリオは考えられる。

頭痛と喘息《ぜんそく》は典型的な症状らしい。例えば片頭痛もしくは喘息をわずらう患者四八人の食事から全ての乳製品を除くと、三三人は容態《ようだい》が劇的に良くなった。[※33]新しい研究は、耳炎も牛乳アレルギーで生じうることを確かめた。[※34]体がアレルゲンに反応して、喉、鼻、耳管が粘液や体液や炎症に覆われると、細菌が増えるのに絶好の環境、つまり耳炎の温床ができあがる。一九九四年の研究で、耳炎に悩む子供一〇四名の食事から食物アレルゲンを取り除いたところ、八六パーセントの子供が完治した。ほとんどの子供にとって、問題のアレルゲンは牛乳だった。[※35]

同じく、関節炎や関節痛も牛乳アレルギーに由来することが多い。乳製品を断《た》って症状を克服したという人の証言には事欠かない。何千人ものケベック州民が読んだ本に、ジャクリン・ラガセの『食事で痛みと慢性炎にうち勝つ方法』がある。ラガセが記すには、食事から

原注

＊3　他の一般的なアレルゲンとして、グルテン、とうもろこし、柑橘類、卵白、大豆が挙げられる。

グルテン、乳製品、その他のアレルゲンを除くと、一八カ月で指の機能が戻ったという。

同じような症例が一九八〇年代に『ブリティッシュ・メディカル・ジャーナル』でも報告された。[※36]三八歳の女性がひどい関節炎に苦しんでいて、どんな薬も痛みを和らげない。ある医師は、患者がチーズを多量に（一日四五〇グラム超）食べていることに気づいて、乳製品を全部やめてみることを提案した。すると二週間もしないうちに症状がなくなりだした。数カ月後にはほぼ完治して何の薬もいらなくなった。医師は仮説を確かめるため、再びチーズを食べてみるよう患者に頼んだ。と、二四時間以内に痛みが戻ってきた。乳製品をやめるとまた症状はひいていったという。

関節炎と同様、I型糖尿病も自己免疫疾患、つまり自分の体が自分を攻撃する病気に数えられる。これは小児や少年少女が発症しやすいので若年性糖尿病ともいわれる。患者の膵臓《すいぞう》は血中のブドウ糖を処理するインスリンをつくれない。そのせいで血糖値が危険な値まで上がってしまう。

I型糖尿病の原因はまだよく分かっていない。けれども一九九九年にある研究者たちは、これが牛乳へのアレルギー反応に関係しているのでは、との仮説を立てて、その結果をアメリカ糖尿病学会の大会で発表した。[※37]以来、それを裏付ける研究が一〇〇前後も発表されている。[※38]国ごとのデータを調べると、I型糖尿病の発生と子供の牛乳摂取量に強い相関が見出せる。[※39]牛乳を飲む時期が早いほど、糖尿病につながる自己免疫反応の発生リスクが高

くなる。

最後に、知っておくべき重要事項として、幼児の疝痛《せんつう》は牛乳アレルギーによることが最も多い。あいにく授乳される子供もこの問題を逃れられない。というのも母親が飲む牛乳のタンパク質が母乳を介して子に受け渡されるから。[※40・※41] 泣き止まない赤ちゃんは、ママのくれるヨーグルトがアレルゲンなんだと訴えているのかも……。

乳糖

多くの人は牛乳アレルギーと乳糖不耐性を混同する。先にみたように、アレルギーは特定のタンパク質が原因で、免疫反応を引き起こすのに対し、乳糖不耐性は牛乳の消化を助ける酵素、ラクターゼがないせいで起こる。そして人類の四分の三は乳糖不耐性だと考えられている（詳しくは第1章を参照）。

ラクターゼをつくらない人が牛乳を摂取すると、三〇分から二時間のあいだに胃腸の症状が表われる――おなかの膨張や痙攣、下痢、腹痛、嘔吐（子供に多い）、それに便秘など。乳糖の内容量は乳製品によって異なる。チーズは加工を経るので、ラクターゼのない成人でも吸収しやすい。

図表３・２　乳糖含有量[※42]

	乳糖含有量
ヨーグルト（250ml）	16g
牛乳（250ml）	13.02g
チェダーチーズ（50g）	0.12g

飽和脂肪酸とコレステロール

今日、科学的合意がとれている栄養問題があるとしたら、それは心臓病の二大要因が飽和脂肪酸とコレステロールの摂取だという点だろう。そして牛乳にはどちらも含まれている。例えば低脂肪乳（lait demi-écrémé）二五〇ミリリットルには飽和脂肪酸三・三グラムとコレステロール二一ミリグラムが入っているし、カマンベールチーズ一〇〇グラムには飽和脂肪酸一五グラムとコレステロール七二ミリグラムが入っている。[※43] アメリカ食品医薬品局もこれを認める。「特定の脂肪分は心疾患の原因となりやすい。……これらの脂肪分は一般に、肉、牛乳、チーズ、バターなどの動物性食品に含まれる」[※44]。

もっとも、牛乳摂取と冠動脈疾患発症リスクの相関関係ははっきりせず、研究によって結果にバラつきがある。[※45]『アメリカ心臓協会ジャーナル』に近年掲載された記事は、脂肪分の多い乳製品が女性の冠動脈疾患発症リスクを上げると考えられる旨を論じた。[※46] というわけで、リスクのある女性は注意した方がいい。

低脂肪乳も脂肪源として大きい。なるほど重量比でいえば脂質は一・五パーセントにすぎない。けれど食品ごとの脂肪分を比べる際には、カロリーと脂質の割合を見る必要がある。バターの一かけらを一リットルの水の中に入れたら、一杯の水の中に入れた時より、脂質の

割合としては小さくなる。ただし脂肪の総量は変わらない。知りたいのは脂肪の形で摂取されるカロリーの量。二パーセントの低脂肪乳一杯なら、カロリーの三二パーセントは脂肪分が占める。ちなみにカナダ保健省は、成人の場合、脂肪由来のカロリーは二〇〜三五パーセントに留めることを推奨している。[※47]つまり、低脂肪乳でも充分ということ。でも何といっても凄いのはチーズで、普通のそれなら七〇パーセントのカロリーが脂肪、それも血管を詰まらせる飽和脂肪酸から来る。

不思議なことに、酪農業界は大変な資金をつぎ込んで、乳製品が健康な体重を維持するのに欠かせないと宣伝している。アメリカでは全米酪農協議会が二年で二億ドルを使って、牛乳は減量効果があると言い広めた。[※48]カナダでは酪農業者がこのトピックを扱うウェブサイトまで立ち上げた（yourhealthyweight.ca）。一方、独立研究では減量と乳製品摂取の関係が確かめられていない。[※49・※50]それどころか往々にして逆の結果が示される。牛乳摂取と減量を関連づけるアメリカ酪農業界の宣伝は、科学的根拠が不充分である以上、撤回される必要がある。[※51]

長期研究が乏しいことに気づいた研究者らは、一万三〇〇〇人近くのアメリカの児童を、一九九六年から一九九九年までの三年にわたって観察し、その体重変化を記録した。牛乳摂取量が最多だった子供たちは、体重増加もトップだった。研究者らははっきり結果を見据えた。「この観察によれば、牛乳摂取量を増やすことが過体重の抑制につながるとの理論は支持しがたい」[※52]。

カソモルフィン

乳児突然死症候群（ＳＩＤＳ）は、生後一カ月から一歳の幼児にとって最大の死因になる。[※53]確認されているリスク要因としては、寝る時の姿勢、受動喫煙、高すぎる室温などが挙げられる。でもそれとともに、母親が飲んだ牛乳のカゼイン〔タンパク質の一種〕が分解されてできるカソモルフィンが、授乳によって子に受け渡されることも関係しているらしい。

カソモルフィンはペプチド（タンパク質断片）で、神経系にモルヒネのような作用をおよぼす。このせいで赤ちゃんは授乳中によく眠りに落ちる。神経系が未発達の幼児の場合、カソモルフィンは呼吸をつかさどる脳の機能を妨げることがあるため、無呼吸や死の原因になる。普通は酵素がカソモルフィンを分解するので、そういうことは滅多に起こらない。けれど子供によっては酵素がうまく働かない。[※54・※55]牛乳を飲む幼児（あるいは牛乳を飲む母親の幼児）は、そうでない子供に比べ、ＳＩＤＳに襲われる率が二倍も高くなる。[※56]

農薬

牛乳はパーキンソン病にも関係している疑いがある。七五〇〇人の男性を調べた研究で

は、一日二杯以上の牛乳を飲む人々が、全く牛乳を飲まない人々の二倍もパーキンソン病にかかりやすいことが示された。[※57]別の研究は五万七〇〇〇人の男性と七万三〇〇〇人の女性を九年間にわたって観察した。男性では牛乳摂取と発病の関係が著しかった一方、女性ではそれがみられなかった。乳製品はどれもパーキンソン病の発症リスクを高めたものの、とりわけ強い相関関係が見られたのは牛乳だった。もっとも、そのメカニズムはよく分かっていない。[※58]

一部の研究者は、原因は牛乳の成分ではなく牛の飼料に由来する農薬ではないかと指摘している。[※59]

悪影響がありそうな牛乳成分について、長々と億劫《おっくう》な――けれど知っておくべき――リストを挙げるのはこのくらいにしよう。もちろん、以上のことから牛乳は毒だ、と結論するのはよくない。ある物質がもしかしたら危険かもしれないとしても、摂取を避けるべきだということにはならない。とはいえ、健康のために牛乳が必要ないことは確認した。そして必要ないだけでなく、牛乳は健康に害となりうることも分かった。牛乳を飲めば不要なリスクを負う可能性がある。

逆に牛乳を食事から除き去れば多くの病気から解放されるかもしれない。じゃあどうしてお医者さんはそれを言わないのだろう？

少しの違いが大違い

著書『牛乳にひそむ悪魔』※60で、ニュージーランドの農業学者キース・ウッドフォードは乳タンパクのベータカゼインが牛の遺伝子によって異なると説く。光を当てられたのは二大ベータカゼイン、A1とA2。これに対応して牛もA1とA2に分かれる。そんなことの何が問題なのか。実は、A1のベータカゼインは人が消化した時にBCM‐7という麻薬性物質を放出すると考えられている。A2の牛乳からは放出されない。A1の牛に由来するこの麻薬性物質は、先に挙げた色々な病気――心臓病、I型糖尿病、自己免疫疾患――の原因になる可能性がある。

今のところ、北米にA2の牛乳はない。けれどヨーロッパとオーストラリア、ニュージーランドでは一般にこちらが出回っている。著者はA1の牛をA2の牛に替えるべきだと唱える。この意見はまだ争う余地があり、今後の進展を待たなくてはならない。

なんじの食事を薬とせよ

紀元前四六〇年に生まれた医学の父、ヒポクラテスは、健康な生活のために健康な食事が大切だという考えをこんな言葉で言い表わした。「なんじの食事を薬とせよ」。問題は、今日

ない。例えばカナダでは在学中の四年間に、全く栄養学を履修しない医学生もいる。[※61]

リシャール・ベリヴォーとデニス・ジングラスの共著『癌と戦う食』やデビッド・サーヴァン・シュライブナーの著書『癌にうち勝つ――新しい生活法』が大反響を呼んだにもかかわらず、世間はあいかわらず病気とくれば食ではなく薬で治そうとする。ところが慢性退行性疾患といわれるものの七〇パーセントは食事と関係しているので予防ができる。[※62] 医学の世界では、おかしな理由で良い治療法を拒むことを「トマト効果」なんて言う。一九世紀まで、アメリカ人はトマトを有害だと思って食べなかった。みんなトマトは毒だと知っていて、誰もその迷信を疑わなかった――ある日、ある人物が平気でそれを食べるまでは。これに似て、医学の専門家たちが、こんなものは効かないだろうと思い込んでいただけで捨て去った治療法は多い。そこからすると、乳製品が病気を引き起こしかねないという説も、ただにわかに信じがたいというだけで医師が否定することはありうる。[※63]

もう一つ抜かせないのは、研究資金の担い手が誰かという点で、これは野菜農家ではなく、おもに製薬会社からなる。「メディケアを求めるケベック州医師会」の副会長アレン・ヴァドボンケール博士いわく、国が助成から手を引けば、「科学研究や医療研修といった戦略的な領域に関わる民間部門の参入がうながされる」[※64]。バランス食の中で牛乳が占める役割やその健康影響について、読者の方が医師より遥かに詳しいということは全然珍しくない。これ

は医師が不誠実というのではなく、医師に知識を与える人がいないというだけのこと。ただそうは言っても、中耳炎で泣く子を病院に連れていったところ、ただ牛乳をやめて「様子を見ましょう」とだけ言われて帰ってきた、ということで納得できる人はそういないに違いない。自分だったら「ちゃんとした薬」をくれる別の医者のところへ行く、という人は何人もいた。

最後に胸に留めておくこと――清い心を持った専門家でも、大金が投じられた広告に動かされることはよくある。確固たる情報がない中では、医者であっても牛乳が必要不可欠だと思い込みやすい。おまけに『カナダ食品手引き』やアメリカのウェブサイト「マイプレートを選ぼう（Choose My Plate）」もそう言っているに等しい。とどのつまり乳製品は究極の栄養源と思われている。けれどあいにく、次の章でみるように、その科学的根拠は大いに疑う余地がある。

出典

※1　Benjamin Spock, MD, “Good Nutrition for Kids,” *Good Medicine* VII, no. 2 (Spring/Summer 1998), http://www3.ul.ie/~sextonb/ foodforthought/spock.htm.

※2　Heidi Splete, “USDA Panel Skeptical about Milk’s Health Claims,” *Family Practice News* 31, no. 24 (December 15, 2001): 12.

※3　Rob Cunningham, *Smoke & Mirrors: The Canadian Tobacco War* (Ottawa, ON, Canada: International Development Research Centre, 1996), 80より。

※4　Timothy E. Simalenga and R. Anne Pearson's *Using Cows for Work*, August 2003を参照。http://www.vet.ed.ac.uk/ctvm/Research/DAPR/ Training%20Publications/Cows%20%20001/9202_Using_Cows.pdf.

※5　Frédéric Forge, "Recombinant Bovine Somatotropin (rBST)," Science and Technology Division, Parliamentary Research Branch, Government of Canada, October 1998, http://publications.gc.ca/ collections/Collection-R/LoPBdP/BP/prb981-e.htm.

※6　K. Maruyama, T. Oshima, and K. Ohyama, "Exposure to Exogenous Estrogen Through Intake of Commercial Milk Produced from Pregnant Cows," *Pediatrics International* 52, no. 1 (February 2010): 33–38.

※7　Ibid.

※8　Nicholas Bakalar, "Rise in Rate of Twin Births May Be Tied to Dairy Case," New York Times, May 30, 2006, http://www.nytimes. com/2006/05/30/health/30twin.html?_r=0.

※9　B. C. Melnik, "Evidence for Acne-Promoting Effects of Milk and Other Insulinotropic Dairy," *Nestlé Nutrition Workshop Series: Pediatric Program* 67 (2011): 131–45.

※10　Joseph Keon, op. cit., 34.

※11　C. A. Adebamowo et al., "High School Dietary Dairy Intake and Teenage Acne," *Journal of the American Academy of Dermatology* 52, no. 2 (February 2005): 207–14.

※12　C. A. Adebamowo et al., "Milk Consumption and Acne in Adolescent Girls," *Dermatology Online Journal* 12, no. 4 (May 30, 2006): 1.

※13 D. Ganmaa et al., "Incidence and Mortality of Testicular and Prostatic Cancers in Relation to World Dietary Practices," *International Journal of Cancer* 98, no. 2 (March 10, 2002): 262–67.

※14 D. Ganmaa and A. Sato, "The Possible Role of Female Sex Hormones in Milk from Pregnant Cows in the Development of Breast, Ovarian and Corpus Uteri Cancers," *Medical Hypotheses* 65, no. 6 (2005): 1028–37.

※15 D. Ganmaa et al., "Is Milk Responsible for Male Reproductive Disorders?" *Medical Hypotheses* 57, no. 4 (October 2001): 510–14.

※16 M. T. Brinkman et al., "Consumption of Animal Products, Their Nutrient Components and Postmenopausal Circulating Steroid Hormone Concentrations," *European Journal of Clinical Nutrition* 64, no. 2 (February 2010): 176–83.

※17 Michael Huncharek et al. "Colorectal Cancer Risk and Dietary Intake of Calcium, Vitamin D, and Dairy Products: A Metaanalysis of 26,335 Cases from 60 Observational Studies," *Nutrition and Cancer* 61, no. 1 (2009): 47–69.

※18 Joseph Keon, op. cit., 58.

※19 Jeanine M. Genkinger et al., "Dairy Products and Ovarian Cancer: A Pooled Analysis of 12 Cohort Studies," *Cancer Epidemiology, Biomarkers & Prevention* 15, no. 2 (February 2006): 364–72.

※20 Joseph Keon, op. cit., 65.

※21 Ibid., 67.

※22 H. A. Sampson, "Update on Food Allergy," *Journal of Allergy and Clinical Immunology* 113,

no. 5 (May 2004): 805–19.

※23 Association québécoise des allergies alimentaires, "Statistiques," http://allergies-alimentaires.org/fr/statistiques.

※24 Joseph Keon, op. cit., 37.

※25 Association québécoise des allergies alimentaires, op. cit.

※26 Centre d'Information et de Recherche sur les Intolérances et l'Hygiène Alimentaires, "L'allergie aux protéines du lait de vache et l'intolérance au lactose," http://www.ciriha.org/index.php/ allergies-et-intolerances/l-allergie-aux-proteines-du-lait-devache-et-l-intolerance-au-lactose.

※27 C. S. Williamson, "Nutrition in Pregnancy," *British Nutrition Foundation Nutrition Bulletin* 31, no. 1 (March 2006): 28–59.

※28 E. Birch et al., "Breast-Feeding and Optimal Visual Development," *Journal of Pediatric Ophthalmology and Strabismus* 30, no. 1 (January– February 1993): 33–38.

※29 M. Makrides et al., "Erythrocyte Docosahexaenoic Acid Correlates with the Visual Response of Healthy, Term Infants," *Pediatric Research* 33, no. 4 pt. 1 (April 1993): 425–27.

※30 M. H. Jørgensen et al., "Visual Acuity and Erythrocyte Docosahexaenoic Acid Status in Breast-Fed and Formula-Fed Term Infants During the First Four Months of Life," *Lipids* 31, no. 1 (January 1996): 99–105.

※31 S. Lucarelli et al., "Food Allergy and Infantile Autism," *Panminerva Medica* 37, no. 3 (September 1995): 137–41.

※32 Joseph Keon, op. cit.

※33 D. Ratner, E. Shoshani, and B. Dubnov, “Milk Protein-Free Diet for Nonseasonal Asthma and Migraine in Lactase-Deficient Patients,” *Israel Journal of Medical Science* 19, no. 9 (September 1983): 806–9.

※34 H. Juntti et al., “Cow’s Milk Allergy Is Associated with Recurrent Otitis Media During Childhood,” *Acta Oto-Laryngologica* 119, no. 8 (1999): 867–73.

※35 T. M. Nsouli et al., “Role of Food Allergy in Serous Otitis Media,” *Annals of Allergy* 73, no. 3 (September 1994): 215–19.

※36 A. L. Parke and G. R. Hughes, “Rheumatoid Arthritis and Food: A Case Study,” *British Medical Journal* 282 no. 6281 (June 20, 1981): 2027–29.

※37 Joseph Keon, op. cit., 146.

※38 Ibid.

※39 K. Dahl-Jørgensen, G. Joner, and K. F. Hanssen, “Relationship Between Cows’ Milk Consumption and Incidence of IDDM in Childhood,” *Diabetes Care* 14, no. 11 (November 1991): 1081–83.

※40 Barbara Kamer et al., “Intestinal Colic in Infants in the First Three Months of Life—Based on Own Observations,” *Gastroenterologia Polska* 17, no. 5 (2010): 351–54.

※41 K. D. Lust, J. E. Brown, and W. Thomas, “Maternal Intake of Cruciferous Vegetables and Other Foods and Colic Symptoms in Exclusively Breast-fed Infants,” *Journal of the American Dietetic Association* 96, no. 1 (January 1996): 46–48.

※42 Dairy Goodness, “Lactose: Simple Tips for Tolerance,” http:// www.dairygoodness.ca/ good-health/dairy-facts-fallacies/ lactose-simple-tips-for-tolerance.

※43 United States Department of Agriculture, Agricultural Research Service, *USDA Food Composition Databasese*, https://ndb.nal.usda.gov/ndb/.

※44 U. S. Food and Drug Administration, "Eat for a Healthy Heart," http://www.fda.gov/forconsumers/consumerupdates/ ucm199058.htm.

※45 S. S. Soedamah-Muthu et al., "Milk and Dairy Consumption and Incidence of Cardiovascular Diseases and All-Cause Mortality: Dose-Response Meta-analysis of Prospective Cohort Studies," *American Journal of Clinical Nutrition* 93, no. 1 (January 2011): 158–71.

※46 A. M. Bernstein et al., "Major Dietary Protein Sources and Risk of Coronary Heart Disease in Women," *Circulation* 122 (2010): 876–83.

※47 PasseportSanté.net, "Guide alimentaire canadien," http:// www.passeportsante.net/fr/Nutrition/Regimes/Fiche. aspx?doc=guide_alimentaire_canadien_regime.

※48 Rob Stein, "Study: More Milk Means More Weight Gain," *Washington Post*, June 7, 2005, http://www.washingtonpost.com/ wp-dyn/content/article/2005/06/06/AR2005060601348.html.

※49 Carolyn W. Gunther, "Dairy Products Do Not Lead to Alterations in Body Weight or Fat Mass in Young Women in a 1-Y Intervention," *American Journal of Clinical Nutrition* 81, no. 4 (April 2005): 751–56.

※50 Joseph Keon, op. cit., 81–82.

※51 Kim Severson, "Dairy Council to End Ad Campaign that Linked Drinking Milk with Weight Loss," *New York Times*, May 11, 2007, http://www.nytimes.com/2007/05/11/us/11milk.html.

※52 C. S. Berkey et al., "Milk, Dairy Fat, Dietary Calcium, and Weight Gain: A Longitudinal Study of Adolescents," *Archives of Pediatrics and Adolescent Medicine* 159, no. 6 (June 2005): 543–50.

※53 University of Ottawa, "Sudden Infant Death Syndrome in Canada," January 13, 2015, http://www.med.uottawa.ca/sim/ data/SIDS_e.htm.

※54 Z. Sun et al., "Relation of Beta-Casomorphin to Apnea in Sudden Infant Death Syndrome," *Peptides* 24, no. 6 (June 2003): 937–43.

※55 J. Wasilewska et al., "Cow's-Milk-Induced Infant Apnoea with Increased Serum Content of Bovine ß-Casomorphin-5," *Journal of Pediatric Gastroenterology and Nutrition* 52, no. 6 (June 2011): 772–75.

※56 W. E. Parish et al., "Hypersensitivity to Milk and Sudden Death in Infancy," *The Lancet* 276, no. 7160 (November 19, 1960): 1106–10.

※57 M. Park et al., "Consumption of Milk and Calcium in Midlife and the Future Risk of Parkinson Disease," *Neurology* 64, no. 6 (March 22, 2005): 1047–51.

※58 H. Chen et al., "Consumption of Dairy Products and Risk of Parkinson's Disease," *American Journal of Epidemiology* 165, no. 9 (May 1, 2007): 998–1006.

※59 Joseph Keon, op. cit., 69.

※60 Keith Woodford, *Devil in the Milk: Illness, Health, and the Politics of A1 and A2 Milk* (White River Junction, VT: Chelsea Green Publishing, 2009).

※61 例えばラヴァル大学の医学部では栄養学が必須科目ではなく、選択科目しかない。Université Laval, "Doctor of Medicine (MD)," http://www2.ulaval.ca/les-etudes/programmes/

repertoire/details/doctorat-en-medecine-md.html.

※62　New York Times Syndicate, "Go Heavy on the Veggies to Prevent Cancer," *Aetna*, July 21, 1999, cited by Keon, op. cit., 240, note 7.

※63　J. S. Goodwin and J. M. Goodwin, "The Tomato Effect: Rejection of Highly Efficacious Therapies," *JAMA* 251, no. 18 (May 11, 1984): 2387–90.

※64　Jacqueline Lagacé, op. cit., 232より。

神話その4　専門家を信じるのが一番

公式の栄養手引きや酪農業者は多くの研究データをもとに、乳製品は毎日摂取しようと勧める。ところが不思議にも、こうした研究の発見は、乳製品と健康問題を関連づける見解と食い違う。どうして研究結果が合わないのだろう？　答は影響とバイアスにある――業界の資金提供を受けた研究は業界にとって好都合な結果を出しやすい。

誤解を拭《ぬぐ》い去ろうとしているのは私だけじゃない。カナダ酪農家組合も同じことをしている。組合が立ち上げた網羅的なウェブサイトには、「乳製品が健康と病気予防におよぼしうる影響」についての最新「科学データ」が載っている。[※1]サイトは牛乳に関する批判という批判をつぶしながら、出典を並べ、「因果関係を示す科学的根拠が足りません」「さらなる研究が必要です」などの文言を書き連ねる。アメリカ酪農家組合はもっと率直で、乳製品の利点が証明されてもなお誤解が生まれると説く。さらにインターネットの悪影響についても注意をうながす。「様々なメディアに囲まれた今日の環境では、食品一般の誤解につながるニセ情報が広まりやすいといえます。……科学にもとづく情報を載せたサイトと、不適切な出典にもとづくあやしい情報や誤った情報を載せたサイトが混在しているため、インターネットは乳製品ほか、食品に関する混乱と誤解を消費者に与えるおそれがあります[※2]」。

実際、まったくのナンセンスを載せるサイトは沢山ある。けれども、医学誌『ランセット』

に載ったハーバード大学の研究者たちによる論文を、信用できない情報源に分類するのは、多分よくない。酪農業者の示す科学研究が、独立した研究者らの結論と決して一致しないのはどうしてだろう？　経済的にさほど重要じゃないトピック、例えばブロッコリーの健康影響などをめぐって、対立する見解がないのはどうして？　ある種の研究や、世に敷かれる政策が、酪農業界の力に影響される、なんてことがあるのだろうか。

食品手引きの改訂

カナダで栄養学の道しるべとなるテキストといえば、保健省の『カナダ食品手引き』。カナダ国民はみんな学校の教科書に載った四大食品グループを覚えている。そして今日でも、医師や栄養士は同じ食品グループに言及する。

一九四二年につくられた『カナダ食品手引き』は、二〇〇七年に七回目の改訂を経た。いくつか変更点はあったものの、骨子はほぼ変わらず、四大グループも健在だった――乳製品、肉、穀物、野菜と果物。それにしても、私たちは明らかに祖父母の頃とは違う生活をしていて、科学は一九四〇年代からこのかた栄養について多くの知見を生んできたというのに、牛乳摂取に関する勧めはほとんど変わっていない。一番変わったのは量。一九四九年には「一日一杯の牛乳」（二八四ミリリットル）が成人に勧められる量だった。それが一九六一年には

一杯半（三七五ミリリットル）に引き上げられて、一九七七年以降は、グループが「牛乳と乳製品」になるとともに、二杯分（計五〇〇ミリリットル）が推奨量になった。現在はこのカテゴリーが「牛乳と代用食品」になって、豆乳パックのイラストが手引書の表紙に書き加えられた。でもこれだと豆乳が「本物」の牛乳の代用品でしかないみたい――いわばプランBの扱い。[*1]

政府にとっては、人々の多くが欠乏に苦しむ戦時中の方が、食べものについて助言をするのは簡単だったのだと思う。今は状況が逆で、手引きはある種の食品について、摂取を控えるように助言しなければいけないのだけれど、そこで誰かを怒らせるわけにもいかない。大変な利害が懸かっている。例えば乳製品のグループが消えて、肉類・豆類・ナッツ類と一緒に、新しく「タンパク質」のグループとしてまとめられたら、経済がどんなことになるか！

独立研究者のプレート

アメリカでは農務省（ＵＳＤＡ）が食品手引きを管轄する。その奨励内容は絶えず疑問視されていて、例えばハーバード大学の公衆衛生大学院も農務省を批判する。「『食品ピラミッドの』図解は不確かな科学的根拠にもとづくのに加え、修正がほとんどなされないせいで、食事と健康のつながりに関するおもな理解の進展を反映できていない。［新しいマイプレートも］最良の健康食を選ぶ上で人々が必要とする栄養学の助言を与えているとはいいがたい」。[※3]

同大学院の見方では、農務省の奨励内容にはいくつもの問題がある。同じ批判が、『カナダ食品手引き』にも当てはまる。例を挙げると、国の手引きには全粒穀物の方が精製穀物よりも良いということや、豆類もしくはナッツ類の方が赤肉よりも望ましいということは書かれていない。図式には善玉脂肪も含まれていない。牛乳を含めるのもハーバードのチームは問題だとみる。「乳製品の多量摂取が骨粗鬆症のリスクを抑えず、むしろ慢性疾患のリスクを高めうるという証拠があるにもかかわらず……乳製品は中心的な位置を占めている」。科学者チームからみると、こうした栄養奨励の大きな問題は、一般的なアメリカ食の内容――甘い飲みもの、スイーツ、塩分の多い加工食品、精製穀物など――に関してほとんど触れない点にある。『カナダ食品手引き』ではこれらが、ほどほどの消費に留めるべき「その他の食品」に分類されている。

政府の奨励にみられる様々な欠陥を正すべく、ハーバード大学の研究者たちは独自の健康食ピラミッドをつくった（後にプレートの形になる）。まず基本は日々の運動。それから果物と野菜、全粒穀物、善玉脂肪。豆類も大事。で、乳製品は？　一日一皿か二皿……あるいはビタミンDとカルシウムを別のもので補うのがよいという。

原注

＊1　アメリカの食品手引きも同じ調子で、公式の勧めには昔からずっと乳製品が含まれていて、最新の二〇一〇年版、「マイプレートを選ぼう」でもそのままだった。二〇一〇年版では「牛乳」が「乳製品」になり、「栄養補強した豆乳」が初めてそこに加わった。

図表4・1　健康食プレート

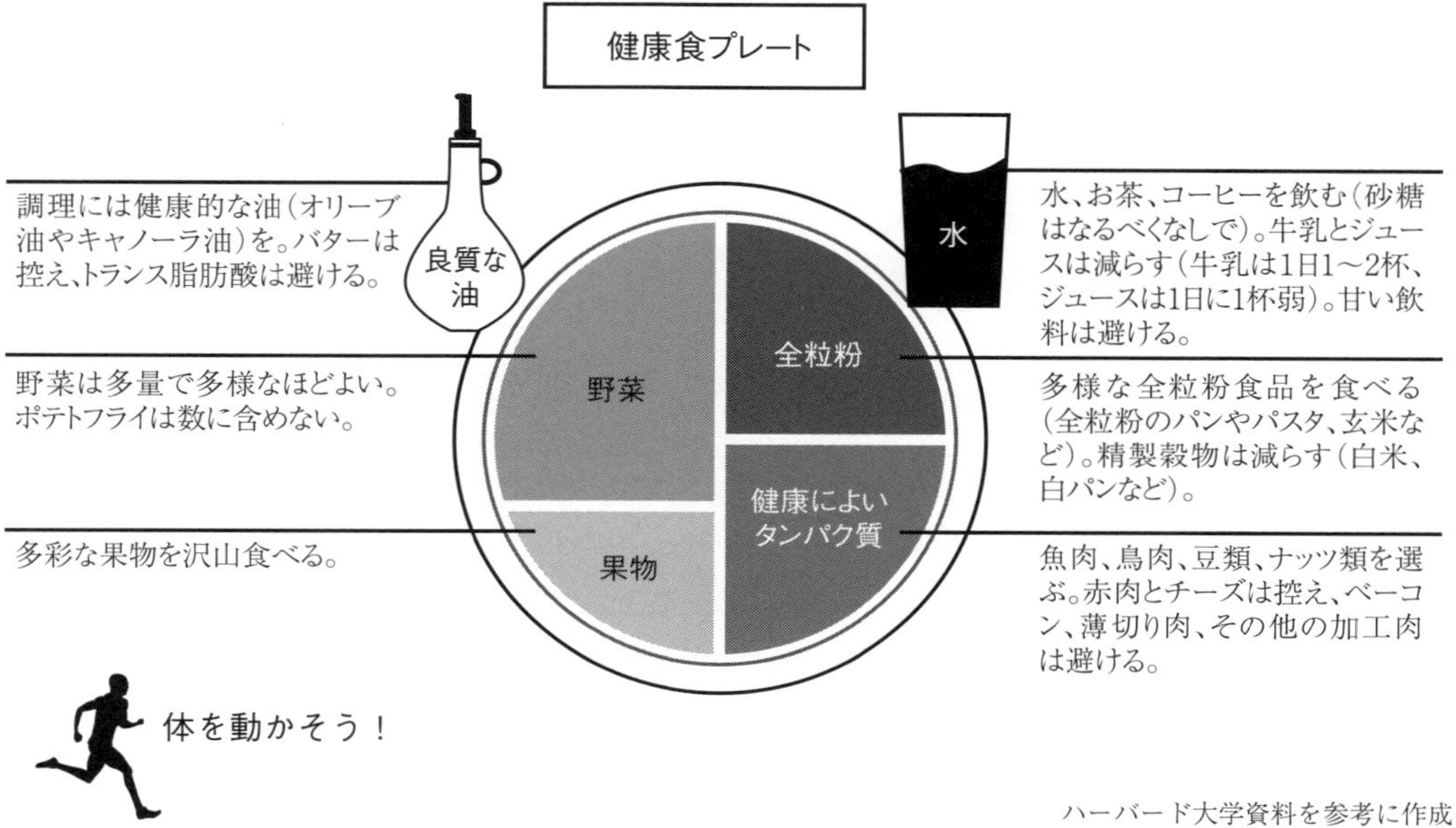
健康食プレート
調理には健康的な油(オリーブ油やキャノーラ油)を。バターは控え、トランス脂肪酸は避ける。
良質な油
野菜は多量で多様なほどよい。ポテトフライは数に含めない。
多彩な果物を沢山食べる。
野菜
果物
全粒粉
健康によいタンパク質
水
水、お茶、コーヒーを飲む(砂糖はなるべくなしで)。牛乳とジュースは減らす(牛乳は1日1〜2杯、ジュースは1日に1杯弱)。甘い飲料は避ける。
多様な全粒粉食品を食べる(全粒粉のパンやパスタ、玄米など)。精製穀物は減らす(白米、白パンなど)。
魚肉、鳥肉、豆類、ナッツ類を選ぶ。赤肉とチーズは控え、ベーコン、薄切り肉、その他の加工肉は避ける。
体を動かそう!

ハーバード大学資料を参考に作成

研究者は独立している

何を食べるべきか、どれだけ食べるべきかの勧めは、『カナダ食品手引き』のそれにせよ生産者の情報作戦にせよ、どれも科学研究にもとづく。けれどその研究はどこのもので、誰が出資しているのか。

牛乳摂取に関するデータは簡単に見つかる。例えばカナダ酪農家組合が立ち上げたウェブサイト（savoirlaitier.ca）は、「乳製品・栄養・健康に関する最大最新の科学情報源」と銘打つ。[※4] ここには何でも載っている——数種の癌や肥満や骨粗鬆症の発症に関わる牛乳の影響から、乳糖不耐性、牛乳の「神話と真実」まで。情報は網羅的で出典も徹底している。

こういうサイトは温かい牛乳のように心を癒してくれる。心配の必要なんてない。牛乳を飲むのは自然だし健康にもいい……。心に生じた疑いはすぐに鎮められる。反対のことを述べる研究がきっとあるから。これが科学的見解を叩く時に業界が用いる常套句、「〜を証明している研究は極めて少ない」「〜という説を確証するにはあまりに根拠が足りない」。確かにこれは嘘じゃない。でも安心できる文言でもない。

自社の立場に反するデータを軽んじるという戦略は、昔から一部の利権集団が使ってきた。一九六〇年代に医学界が喫煙の有害作用を認識して人々に注意を呼び掛けた時、タバコ

業界はすぐさま最新研究をつぶす手に打って出た。反撃戦略は簡単、話をかき乱して、事実はそんなに単純じゃないとケチをつける手法だった。タバコ製造業者フィリップ・モリスのPR会社ヒル&ノールトンは、一九六八年の勧告でこう述べている。「最も重要なのは、疾病と喫煙の因果関係に疑いを投げかけるたぐいの話である。目を引く見出しが必要で、『要点を強く訴えていなければならない――論争中！　矛盾！　他の要因！　未知数！』」[※5]。もちろんタバコ業界と酪農業界は別物で、私も同列に並べるつもりはない。ただし両者は同じ手を使う――疑惑を植え付ける、という手を。

カナダ酪農家組合の先のサイトを見ると、酪農業界がカナダで栄養学や食品科学や保健などに関わる研究を資金援助していることも学べる。それどころか組合は栄養士の会議・会合の主要後援者で、全国の栄養士を対象に毎年沢山の研修会を催す。後援を受けた研究も、偏りなく公正に行なわれ、専門家委員会の選抜と査読を経る、といわれる。でも、酪農業者が引用する研究を本当に信じていいのだろうか。業者は利益に反する研究であっても支援もしくは刊行を？　「対立する」データが業界から出てくることもある、と？

資金提供を受けた研究は後援者の便宜にしたがう

あらゆる倫理規約もむなしく、業界の資金提供を受けた研究はバイアスを帯びる。それが

製薬業界の研究結果を分析して明らかになったこと――製造業者の後援は結論を方向づける。[※6]アメリカの栄養士で研究者のマリオン・ネスルによれば、独立研究では常に清涼飲料と肥満の関係がみつかる。ところが清涼飲料メーカーの委託を受けた研究では、こうした関係が滅多にみつからない。[※7]それでかたや、酪農業界は健康や栄養に関する科学研究の主要後援者であることを考えなくてはいけない。[※8]

研究者にバイアスがあると、栄養学その他に大きな影響がある。先にみた通り、食の手引きや保健専門家の勧めは科学研究にもとづき、医者や栄養士も研究に頼る。しかもその知見はメディアでも広く伝えられ、人々の行動を直接左右する――私たちは食べろと言われたものを食べるのだから！　こうしたバイアスとはどう向き合えばいいのか。

難しい。マリオン・ネスルは、業界が栄養・健康分野の研究におよぼす影響を論じた名著『フード・ポリティクス』の中で同じ問いを発した。ネスルは研究室の事情を知るのが一筋縄ではいかないと語る。「この本のために『公開で』証言してくれる人は一人もいなかった。政府、食品会社、学界の友人たちに、いま食品業界が栄養・健康分野に与える影響についての本を書いているのだと話すと、友人たちは私の知りたがっていることを何でも教えてくれると言ったが、匿名で、という条件つきだった」[※9]。

こんなわけだから、後援者が栄養学研究に与える影響を体系立てて包括的に調べる試みがずっとなされてこなかったのも驚くには当たらない。二〇〇七年にアメリカの研究チームが

ついにそこへ踏み入った。元ボストン小児病院の医師であるレナード・I・レッサーとその同僚たちは、三種の飲料（清涼飲料、ジュース、牛乳）の作用について、一九九九年一月から二〇〇三年一二月までに発表された二〇三件の研究を分析した。[※10]

これらの研究が示した見解はその後、独立した研究者らによって査読・分類された。利害が不明、無関係、または相反する研究後援者が、結論の内容（飲料に肯定的か、否定的か、中立的か）にどう影響するかを調べるのが狙いである。それで何が分かったか。飲料メーカーの後援を受けた科学論文は、商品に肯定的となる割合が、独立研究論文の四から八倍にもなると分かった。しかも業界の後援を受けた研究で、業界の利益に反する結論を出したものは一つもなかった！

つまり業界の後援を受けた栄養学研究はスポンサーびいきになりやすい。ただし、これは必ずしも研究者がデータに手を加えることを意味するとはかぎらない。影響は遥かに見えにくい形をとる。レッサーらのチームは、後援者びいきのバイアスを五つの点から説明する。

(1) 後援者は自社の製品を引き立てると思われる研究だけに資金を提供する。
(2) 研究者は後援業者の経済的利益に沿う形で仮説を立て、研究計画を組み、データを分析する。

(3) 後援業者は自社製品にとって不利な研究結果の公表を遅らせる、または差し控える場合がある。

(4) 科学レビューの執筆者は後援者の利益に沿うよう、都合よく論文を検索し解釈することがある。

(5) 業界後援のシンポジウムや学会の内容を元とする科学レビューは、業界に対立する立場の研究者が当の会合に加わりでもしないかぎり、不都合な見解を無視ないし過小評価する場合がある。

オランダ・アムステルダム自由大学の栄養学教授マーティン・B・カタンは、レッサーらの論文に関しコメントした[※11]。カタンの見方では、「業者が自社製品に関する研究の主要後援者となる場合、製品の悪影響が検証される見込みは薄い」。これが滑りやすい坂道の一歩目になる。

結果、「用量や対照群の扱いを調整し、研究で製品の利点が証明される確率を高める、あるいは負の作用が統計的に有意とならない確率を高めるといった操作が行なわれうる」。研究者は公式発表で好ましくないデータに触れない、もしくは単に論文を公刊しないという手も使える。カタンはさらに、契約研究機関の中には後援者に論文発表の拒否権を与えるところもあると指摘する。

善玉菌ヨーグルトは「健康志向」？

乳製品メーカーのダノンは、自社のヨーグルト「アクティビア」〔ダノンビオ〕の特殊なビフィズス菌が「快適な腸内消化を助ける」と請け合う。二〇〇八年、アメリカの法律事務所はダノンに対し集団訴訟を起こした。訴状によれば、善玉菌ヨーグルトのアクティビアとダンアクティブが「腸内リズムを整え」、「消化システムを調整する」という同社の主張は、実証されておらず誤解を招くとのことだった。

ダノンは和解を申し出で、発売年の二〇〇六年から翌年までに同商品を購入したアメリカの消費者らに対し、三五〇〇万ドルを支払うことに同意した。さらに広告を変更することも受け入れた。

カナダでも、商品が消化機能を改善するという文言は嘘だとみた消費者が二〇〇九年に集団訴訟を起こした。この時もダノンは和解に踏み切って、「宣伝を抜本的に見直す」と公表した。[※12]

カナダ保健省とカナダ食品検査局（CFIA）は食品医薬品法の定める食品ラベルを管轄する。製造者はラベルをつくる前に証拠を提出する必要はない代わりに、要請があれば根拠となるデータを提出できなくてはいけない。ダノンは必要な証拠をことごとく管轄している――同社の研究室は何十もの論文を発表してきた。かたや同じテーマの独立研究はいまだ一つも存在しない。[※13・※14]

カナダ酪農家組合のガイドライン

カナダ酪農家組合（DFC）の助成金申請ガイドライン[※15]をみると、組合は後援研究の発表に関し口出しする権利を持っていることが分かる。

・DFCの後援を受ける研究については、発表前に全ての概要と原稿を組合に提出し、レビューとコメントを待たなければならない。
・DFCの後援研究で得られた知見を発表する際は、特に指示がないかぎり、「カナダ酪農家組合の助成にもとづく」の謝辞を入れる。
・出願者は、大会、シンポジウム、メディアイベント、その他で研究結果を公表する際、事前にDFCへ通知すること。また、出願者は特に指示がないかぎり、DFCの研究協力について謝辞を述べること。

また、乳製品の販売促進（と消費者の説得）に使える研究こそが重視されることも分かる――乳製品の血圧調整効果を明らかにする、骨の健康ならびに骨折や骨粗鬆症の予防に資する乳製品ないし乳タンパクの効果を明らかにする、カナダ国民の乳製品消費が落ち込んでい

る理由を探る、などなど。酪農業者は研究を自分たちの利益に資するテーマへと振り向ける上、発表に先立ち真っ先に論文に目を通す権利を握ることで、特定の研究に関連して自分たちの名前を出すか否かを決定する。

酪農業界が牛乳を宣伝することに倫理的な問題はない。けれど、儲けの維持や増加だけを目的に業者が公共保健機関に忍び入るのは明らかに問題がある。おまけに独立研究がますます減っていく中（だって誰が資金を？）[※16]、業者の公表するデータを詳しく精査することはほとんど不可能になりつつある。

グレーゾーン

業者が手を触れたら何でもダメというわけではないし、民間部門の後援を受けた研究は重要な科学的発見も生む。ただ考えなければならないのは、酪農業者と組んだ研究者にはどうしても一定の圧力がかかるということ。大学は大抵どこでも業者との関係や利益相反について厳しい行動規約を設けているとはいえ、研究を続けるために、あるいは研究者を財政支援するためにお金がほしいとなったら、正真正銘の独立を守り通すのは難しいこともある。栄養学研究に公共部門からの助成がもっと必要なのは明らかに思える。

私の見方では、問題の核心は牛乳がグレーゾーンに属することにある。牛乳は水や砂糖ほ

ど単純じゃない。実際そこには健康に必要な栄養が含まれている。だからそれを指摘するのは結構。でも見落とされているのは、それらの栄養が他からでも摂れること。ここで業者の影響力が働きだす。業者はこうした研究にもとづいて、牛乳は健康に不可欠と断言する——それに学校でも必要だって！

出典

※1　Dairy Nutrition, "Scientific Evidence," http://www.dairynutrition. ca/scientific-evidence.
※2　National Dairy Council, "Misperceptions Regarding Dairy Foods: A Review of the Evidence," *Dairy Council Digest* 81, no. 1 (January–February 2010), http://www.nationaldairycouncil.org/ SiteCollectionDocuments/child_nutrition/health_kit/dcd811. pdf.
※3　Harvard School of Public Health, "Food Pyramids and Plates: What Should You Really Eat?" http://www.hsph.harvard.edu/ nutritionsource/pyramid-full-story/.
※4　Savoir laitier, http://savoirlaitier.ca.
※5　Peter Boyle et al., eds. *Tobacco: Science, Policy, and Public Health*, Second Edition (New York: Oxford University Press, 2010), 62.
※6　Justin E. Bekelman, Yan Li, and Cary P. Gross, "Scope and Impact of Financial Conflicts of Interest in Biomedical Research: A Systematic Review," *JAMA* 289, no. 4 (2003): 454–65.
※7　Cat Warren, "Big Food, Big Agra, and the Research University," *Academe*, November–

December 2010, http://www.aaup.org/ aaup/pubsres/academe/2010/nd/feat/nest.htm.

※8 酪農業界の保健研究への投資について、さらに詳しくは http://www.dairynutrition.ca/researchfunding を参照。

※9 Marion Nestle, *Food Politics: How the Food Industry Influences Nutrition and Health* (Oakland: University of California Press, 2002), xv.

※10 L. I. Lesser et al., "Relationship Between Funding Source and Conclusion among Nutrition-Related Scientific Articles," *PLOS Medicine* 4, no. 1 (January 9, 2007): e5.

※11 M. B. Katan, "Does Industry Sponsorship Undermine the Integrity of Nutrition Research?" *PLOS Medicine* 4, no. 1 (January 9, 2007): e6.

※12 " Danone règle une poursuite concernant le yogourt Activia," *Argent*, September 24, 2012, http://argent.canoe.ca/lca/affaires/ canada/archives/2012/09/Danone-poursuite-yogourt-Activia. html.

※13 Annie Morin, "Yogourt santé au Canada, mais pas en Europe," *Le Soleil*, April 20, 2010, http://www.lapresse.ca/le-soleil/affaires/ agro-alimentaire/201004/19/01-4272157-yogourt-sante-aucanada-mais-pas-en-europe.php.

※14 Felicity Lawrence, "Are Probiotics Really That Good for Your Health?" *Guardian*, July 24, 2009, http://www.theguardian.com/ theguardian/2009/jul/25/probiotic-health-benefits.

※15 Dairy Farmers of Canada, "Guidelines for Research Funding," http:// www.dairynutrition.ca/content/download/256/2128/version/147/ file/GUIDELINES-FOR-GRANT-APPLICATION-2015.pdf.

※16 Cat Warren, op. cit.

神話その5　子供には牛乳が必要

子供たちへの売り込みは昔から酪農業者の中心戦略だった。栄養教育を提供するという建て前で、さらに牛乳は健康の鍵という主張をかかげて、酪農業者は学生たちに牛乳摂取を勧めてきた——チョコレートミルクも珍しくなく、これは清涼飲料と同じくらいの砂糖が入っているのに健康的なおやつとしてまかり通っている。子供たちが成長した後も、感情に訴える広告に囲まれることで牛乳嗜好は保たれる。

私が通っていた小学校では、金曜日の午後にいつも栄養学の授業があった。大きな黄色い学習テキストで塗り絵に熱中した。四大食品グループも習った。基本は覚えやすい——チップスとソーダは太る、牛乳・お肉・パスタ・野菜は大きくなる。テキストの表紙にはカエデの葉っぱ模様が付いた小さな牛が描かれていた——というのもこの栄養学入門は牛乳屋さんのおかげを被っていたから。

金曜以外は理論を実践に移す。生徒たちは毎朝パック牛乳を配られて、それをストローで飲む（泡をつくるのはダメ）。それから休み時間に外へ出て、骨の強さを試さんばかりに元気よく遊んだ。この元気と強い骨も牛乳屋さんのおかげを被っていた。

＊＊＊

子供たちは酪農業者の販売戦略で常に中心を占めてきた。私たちからそれ以降の世代にはパック牛乳の記憶がある一方、その親の代は瓶に入った生ぬるい牛乳を覚えている。

学校で牛乳を提供するという考えは新しくない。一九二〇年代に児童福祉協会は早くも、栄養不良に悩むモントリオールの子供たちに無料で牛乳を与えていた。一〇年後には学校に食堂が現われ、そこで生徒は半パイント（二八四ミリリットル）の牛乳を三セントで買えるようになった。[※1]

「子供を太らせているのか農家を太らせているのか——イギリスの学校牛乳、一九二一〜四一年」と題した記事で、イングランドの歴史家ピーター・アトキンスは、牛乳を完璧で必須の食品とうたう酪農業者が学校牛乳事業でどれだけの利益を得たかを説明する。もし子供たちがみんな牛乳を飲めたらみんな健康に成長する、という売り文句が、広くバラまかれた一種の「保険証書」だった。

一九三〇年代初頭、ケベック州に不況が訪れた。どの家庭でも子供に牛乳を飲ませるというわけにはいかなくなった。牛乳の売り上げは落ち込む。危惧した酪農業界は学校の門をたたいて、栄養不良を治す魔法の飲みものを提供すると申し出た。一九三四年、モントリオール・カトリック学校委員会（ＭＣＳＣ）は、酪農業者の求めに応じて、カトリック社会福祉局を設け、もとモントリオールの大手乳業Ｊ‐Ｊジュベールで働いていた看護師、アリス・

レベルに管轄を任せた[*1]。

「生徒の体重測定」を確立したのはレベルだった。体重不足の生徒には無料で半パイントの牛乳が与えられた。事業は結果を出しているようだった。MCSが誇らかに告げたところによると、無料牛乳を与えられた生徒たちは体重が平均四・四六ポンド〔約二キログラム〕増加したという[※2]。

ピーター・アトキンスはもっと微妙なデータを示す。引用された一九二〇年代から三〇年代の研究によれば、学校での牛乳消費が伸びた一方で、他のタンパク源は追いのけられた。それでもイングランドではフランスやカナダ同様、学校牛乳事業が続けられている。これは今日の酪農家連合に当たる全英牛乳・乳製品委員会にとって二重の戦略的メリットがある。第一に売上げを伸ばせること、第二にごっそり消費者世代をつくり出せること。

牛乳街道——パック牛乳から自販機へ

私の知るケベック全州の学校牛乳事業はジャン・ガロンが農業大臣だった一九七〇年代中頃に始まった。当時その管轄権は農業省にあり、一九九〇年代に教育省へ移された。後に廃止されて他の政策に統合される。現在はいくつかの学校からパック牛乳が姿を消して、「特別行動」事業や「学校牛乳」事業の対象とされる貧しい地域でのみこれが配給されている。

教育省はいまだ年間七六〇万ドルを費やしてケベック州の生徒六万人に軽食を支給しているものの、献立は校長が選べる。[※3]

それでも酪農業者は学校に商品を置くための名案を思い付いた。ケベック州に五〇〇〇校ほどある高校のうち、七五校にはケベック州酪農家連合の出資による自動販売機が置かれている。販売機には二ドル前後の牛乳とチョコレートミルクが並ぶ（この二種が市販牛乳の八割を占める）。おまけに酪農家連合は他の学校食堂に、乳製品ばかりが並ぶ販売用冷蔵庫を寄贈した。[※4]

小学校も例に漏れない。酪農業者はあれやこれやの啓発事業を後援していて、その一つに「ピエール・ラボアの大挑戦」という健康啓発イベントの一環で二〇〇九年から始まった「牛乳ツアー」がある。

この学校ツアーの目的は、六歳から一二歳を対象に、「運動と健康食を通し、若い世代に健康な生活習慣をうながすこと」。二〇一二年にはイベントにちなんで二万五〇〇〇パックのチョコレートミルクが配られた。[※5] コカコーラ社がこんな「健康」行事を後援するといったら、保護者がどんな顔をするか想像してみよう。でも実のところ、ナトレル社のチョコレー

原注

＊1　アメリカの学校に牛乳が導入された経緯もケベック州とほぼ変わらない。詳しくは http://www.fns.usda.gov/nslp/history_11 を参照。

トミルク三五〇ミリリットルには砂糖が三六グラムも入っている（ちなみに三五五ミリリットルの缶コーラに入っている砂糖は三九グラム）。

牛乳、砂糖、砂糖

学校で牛乳を飲むのは普通に思える。私たちがそれで育ったから。けれどよくみてみると明白な事実に行き当たる――私たちはもう二〇世紀初頭の、何でもいいから手に入るもので子供を太らせなければいけない時代に生きてはいない。今日では必要なものも知識も変わったというのに、生産者のやることは変わっていない。第2章でみたように、骨の健康を高める点での牛乳の効果は手厳しく批判されてきた。実際、牛乳が骨の健康に不可欠だとバイアスなしで主張する資料なんてまず見つからない。かたや分かっているのは、牛乳が子供にとって飽和脂肪酸の主要摂取源であること、[※6] 乳糖不耐性は五人に一人以上のカナダ人に影響していること、[※7] そして牛乳アレルギーは特に一般的なアレルギーの一つだということ。にもかかわらず牛乳は、まるでなしでは済まない飲みものであるかのように、今でも子供たちに与えられている。

しかもチョコレートミルクまで勧められる。アメリカでは学校牛乳の七〇パーセントが味付きで、農務省の牛乳チェックオフ事業はチョコレートミルクの消費をうながそうと「チョ

コレートミルクは筋肉のもと」「チョコレートミルクがほしい子は手をあげて」などのキャンペーンを応援する。[※8] ケベック州の学校で二〇〇七年に敷かれた健康生活政策は、清涼飲料と「ジュースもどき」を追い出した。ところがチョコレートミルクは、砂糖が多すぎるのに追い出されなかった。世界保健機関（ＷＨＯ）によれば、「遊離糖類」（添加される糖類と果汁）が一日に摂取するカロリーの一〇パーセントを超えるのはよくない。一日二〇〇〇カロリーを摂取するとしたら、これは砂糖五〇グラムに相当する――そしてこれでも栄養士らは多すぎると考える。アメリカの学校で売られる人気ブランド、トゥルムーのいちごミルク一杯には二一グラムの砂糖が、[※9] チョコレートミルク一パックには三〇グラムの砂糖が入っている。[※10]

教育省は一杯につき砂糖が三〇グラム未満の味付きミルクを奨励している。「本奨励は、味付きミルクの良質な栄養価（カルシウム、タンパク質、ビタミンＡ、Ｄを含む）を考慮して作られた」と同省の広報担当、エステル・シュイナールはいう。[※11・※12] 実際、同じ栄養をとるのに砂糖なしでもっと健康によいものが沢山ある中、わざわざこんなに大量の砂糖を盛った食品に手を伸ばすとなれば、牛乳には魔法のような成分があるとでも信じるほかない！

それでも反対派はいる。イギリスの著名なシェフ、ジェイミー・オリバーは、自身が始めた「食の革命」の一環で味付きミルクの撲滅に乗り出した。[※13] アメリカでは全国で二番目に大きな学区であるロサンゼルス統一学区の食堂が、他の学区にならって二〇一一年秋に味付きミルクの提供をやめた。ケベック州ではいまだ、チョコレートミルクが子供に牛乳を飲ませる

ための小さな必要悪とされ、あげくスポーツ活動に関係する飲料とすら位置づけられている。

それならヨーグルトは？　あまりマシとはいえない。消費者雑誌『身を守ろう』は、ケベック州の人気ヨーグルトを調べた。子供向けヨーグルトはいずれも一つにつき二二～二八グラムの砂糖を含んでいた。[※14] 軽食でヨーグルトを一つ食べ、昼食でチョコレートミルクを一杯飲んだら、もうWHOが勧める添加糖類の一日摂取量を超えてしまう。

これを踏まえてなお、他のものから難なく得られる栄養を摂取するために大量の砂糖をおなかに入れる必要があるだろうか。今の子供たちを悩ませるのはおもに肥満であってタンパク質不足じゃない！　ケベック州では五人に一人以上の子供が過体重（五パーセントは肥満、一五パーセントは過体重）だというのに、私たちは想定上の病気を予防しようと、子供たちに味付きミルクを売りつけている。[※15]

子供向け商品

乳製品メーカーはどこも子供に狙いをしぼった商品をつくる。ヨプレーならミニゴ、チューブス、ヨップ。ダノンならクラッシュ、クーリション、ダニーノ。パルマラならフィチェッロ、というように。マスコット、目を引く色、面白い名前――新しい世代の誘惑にかけては限りない独創性が発揮される。でも子供向けの商業広告はケベック州で禁止されているのでは？　その通り。ただしパッケージを除いては。

栄養教育

子供たちに牛乳を飲ませるだけでは充分な消費をうながせない。酪農業者はお母さん方にも働きかける必要があることをよく分かっていた。「栄養」キャンペーンは第二次大戦中に始まる。当時、牛乳の売上げは落ちていた。政府は補助金を削り、おかげで価格は上がった。一方で清涼飲料が人気を得始める。結果、牛乳の生産者と販売業者は大量の余剰をどうするかで頭を悩ませた。※16

業界の見方では、問題は明らかにつくりすぎではなく売れなさすぎの方だった。カナダ人は『食品手引き』で推奨される最低量を飲んでいない。価格は落とせないので、業者は宣伝を使って需要を刺激しようと試みた。一九四八年、牛乳流通協会は「牛乳で健康」と称する宣伝機関の財団を立ち上げた。新聞広告、ラジオ宣伝、掲示板広告がいたるところに現われ、「牛乳を沢山飲もう」「一日四杯の牛乳を必ず」「健康をつくる飲みもの」「日の出から日の入りまでに一パイント」などのキャッチフレーズを並べた。牛乳の売上げを伸ばす、という目的は明々白々でありながら、財団は単なる商売という見方を否定して、自分たちは「社会に健康的な食習慣を根付かせるための真剣な活動」をしているのだと語った。※17

財団はまた方々に姿を現わした。栄養士が学校や公園や主婦の会を訪れて、教育用の冊子

やパンフレットを配り、映画を見せる。小児科医や内科医がいくらかのメッセージを寄せる。「科学データ」が広く使われ、「専門家」が業界の欲する真実味を添えた。

一九五〇年代に酪農業協会へ向けた講演で、栄養士のマルセル・ゴドブーは、商業宣伝と比べた教育宣伝の利点と長所をたたえた。「長い目で見れば、教育宣伝はその後の食習慣を変え、牛乳消費を大幅にうながすので、酪農業界にとって、より有益といえます[※18]」。ゴドブーはさらに付け加える。「学位のある著名な専門家だけが、教育宣伝に関わる科学的普及活動を行なえます[※19]」。

今日でもカナダ酪農家組合は栄養学研究に毎年数百万ドルを投じる一方、国内の有名大学と提携を築いている。組合が雇う二〇人ほどの栄養士は、各地域の各聴衆に向けた情報資料の作成に余念がない。組合にとって栄養学はただ単純にマーケティングの手段で、牛乳を持ち上げその素晴らしさをたたえる機会は何でも利用せずにはいられない。

宣伝に踊らされて

健康の話だけでは足りない。食べものの選択は感情にも関わっていて、ケベック州酪農家連合はそこを分かっていた。過去三〇年の販売促進戦略が人々の牛乳消費を大きく左右してきたことは否定のしようもない。全ては一九八〇年代初頭の反省から始まった。当時は清涼

飲料の人気が高まる一方、牛乳の売上げはまたも落ちていた。子供時代に沢山の牛乳を飲んでいた人々は、もう人前でそれを飲むのが恥ずかしい年頃だった。牛乳は赤ちゃんの飲みもの。というわけで、購買意欲を刺激するために、商品のイメージを親の権威の象徴というところから一転させ、コーヒーやビールや清涼飲料と同じく、世間に歓迎される粋《いき》な自己肯定につながる飲みもの、という印象をつくる必要があった。※20

そこでノーマンド・ブラスウェイトが登場する。当時無名だったこの若き俳優は、全国即興リーグで頭角を現わす。一九八四年に彼が牛乳の宣伝役で雇われたのは、人種の多様性が高まるケベック州の大きな社会変化を映し出す出来事だった。危うくも勝ち目のある賭けだった。ブラスウェイトはたちまちにしてスターとなり、牛乳を飲むことが自分を認め、他人から抜きんでて、健康でいるための秘訣であることをその身で示してみせた。どの広告でも彼は輝くような笑顔の若者たちに囲まれ、ぼくたちは元気で、最高の飲みもの、牛乳を飲んでいる、と訴えた。私が三年生の頃、教室の前にはブラスウェイトのポスターがあった。そこには歯を出してにっこり笑った顔、手には牛乳のグラス。そこに書かれたキャッチフレーズは「牛乳、まさに最高」。

著名人と郷愁

けれども学校への売り込みだけではまだ足りなかった。『ダイヤモンド岬』という歴史雑

誌の記事で、ケベック州酪農家連合のマーケティング部長ニコル・ドゥベは、子供に次いで三〇代以降の層が業界の新たなターゲットになった次第を説く。「弊社の戦略は二つに分かれます。理性的アプローチと感情的アプローチです。前者は牛乳が主要なカルシウム源で、骨粗鬆症と戦う最強の武器だと訴えます。後者は消費者と牛乳の喜ばしい再会を披露します」[※21]。

ノーマンド・ブラスウェイトを看板役にしたキャンペーンを数年続けたものの、ニコル・ドゥベの見方では、なお成人の牛乳消費量は不充分だった。ドゥベは「牛乳を絶賛しながら飲もうとはしない大人たち」を咎めることにした[※22]。自分の偽善と向き合いなさい、と！ 他方、酪農家連合はケベック州民へのアピール役として、俳優でシンガーソングライターのロク・ボアザンがうってつけだと判断した。「牛乳を宣伝する役者として、ロクは隠し立てなく男性陣の行動が矛盾していると語った。一方、女性陣に訴える手も心得たもので、愛する人には体に最適な選択をしてほしいとささやいた」。

一九九〇年代後半に、生産者は看板役の著名人の起用をやめ、郷愁《きょうしゅう》の喚起へと舵《かじ》を切った。郷愁は売上げにつながる感情だということで。ジルベール・ベコー、ジョー・ダッサン、ダリダの音楽を使って、酪農業界は牛乳を懐かしい記憶と結び付けた。宣伝画像は白をメインカラーに、入念な加工と編集を経て、幼い記憶、初恋、夜の願い、子に乳を与える母などのテーマを描いた。「ホワイト」キャンペーンは州内全域で成功を収める。ＣＭソングを詰め

合わせたCD『白のアルバム　VOL I〜II』は二八万部の売上げを突破。収益の一部は、恵まれない妊婦に牛乳・卵・オレンジを支給する団体、OLO財団に寄付された。[※23]

半パイントの牛乳が三セントで売られていた時代から、世の中は大きく変わった。なのに聞かされる言葉は今もあいかわらず——牛乳は大事で、子供たちには必要だと。もうこれが間違いなのは分かっている。黄色い学習テキストとは違うところから得た栄養学の知識で、ナチョス、チーズバーガー、ピザは食卓から一掃すべきだという点はみんなに理解された。同じ知識のもと、チョコレートミルクを並べる自販機も学校食堂からなくさなくてはいけない。

牛乳が最良のカルシウム源じゃないと分かったら、それを飲ませ続けるために習慣や感情や映《は》えるイメージが援用されるわけも理解できる。それにそういった要素は、乳牛の扱いを正当化する上でも必要になる。

出典

※1　Valéry Colas, "La crise, les écoliers et l'accès au lait," *Cap-auxDiamants: la revue d'histoire du Québec* 71 (automne 2002): 35.
※2　Ibid.
※3　Annie Morin, "Plaidoyer pour le retour du berlingot de lait," *Le Soleil*, April 17, 2009,

http://www.lapresse.ca/le-soleil/affaires/ agro-alimentaire/200904/16/01-847341-plaidoyer-pour-le-retourdu-berlingot-de-lait.php.

※4 Ibid.

※5 La famille du Lait, “Tournée dans les écoles—Grand Défi Pierre Lavoie,” http://lafamilledulait.com/evenements/tournee-dansles-ecoles-grand-defi-pierre-lavoie.

※6 Center for Science in the Public Interest, “The 1% Or Less School Kit,” https://www.cspinet.org/nutrition/schoolkit.html.

※7 Canadian Digestive Health Foundation, “Statistics,” http://www. cdhf.ca/en/statistics.

※8 Michele Simon, *Whitewashed: How Industry and Government Promote Dairy Junk Foods*, *Eat Drink Politics*, June 2014, http://www.eatdrinkpolitics.com/wp-content/uploads/ SimonWhitewashedDairyReport.pdf.

※9 Ibid.

※10 Hélène Baribeau, “Trop de sucre: où est la limite?” PasseportSanté. net, http://www.passeportsante.net/fr/actualites/dossiers/ articlecomplementaire.aspx?doc=sucre_limite_consommation_do.

※11 Marie Allard, “Faut-il interdire le lait au chocolat à l’école,” *La Presse*, May 13, 2011, http://www.lapresse.ca/vivre/sante/ nutrition/201105/13/01-4399004-faut-il-interdire-le-laitauchocolat-a-lecole.php.

※12 Hélène Baribeau, op. cit.

※13 The Food Revolution Team, “A Recipe for Change: Flavored Milk HQ,” Jamie Oliver Food Foundation USA, October 19, 2011, http://www.jamieoliverfoodfoundation.org/usa/

news-content/ a-recipe-for-change-flavored-milk-1.

※14 Protégez-vous, "Yogourts à boire ou en tube: 4 produits évalués," http://www.protegez-vous.ca/sante-et-alimentation/yogourtsaux-fraises/yogourts-a-boire-ou-en-tube-4-produits-evalues. html. (Subscription required.)

※15 Gouvernement du Québec, *Plan d'action gouvernemental de promotion des saines habitudes de vie et de prévention des problèmes reliés au poids 2006–2012—Investir pour l'avenir*, October 23, 2006, http://msssa4.msss.gouv.qc.ca/fr/document/publication.

※16 Éric Giroux, "Eduquer et vendre: la Santé par le Lait Inc.," *Cap-auxDiamants: la revue d'histoire du Québec* 71 (automne 2002): 38.

※17 Ibid., 44.

※18 Ibid., 45.

※19 Ibid., 45.

※20 Nicole Dubé, "Avec le temps, le lait apported son lot de souvenirs: les secret d'un marketing efficace," *Cap-aux-Diamants: la revue d'histoire du Québec* 71 (automne 2002): 49.

※21 Ibid., 50.

※22 Ibid., 51.

※23 La famille du Lait, "La campagne blanche," 2001, http:// lafamilledulait.com/publivores/la-campagne-blanche.

神話その6　不幸な牛は乳を出さない

牛は心身の苦しみを感じる。牛たちは複雑な知性を持つ社会的な動物で、私たちを喜ばせるために乳を出すわけではない。乳を出すのは強いられるから――私たちは人工授精で彼女らを身ごもらせ、生まれたばかりの子を奪う。母牛たちは檻につながれたまま、外にも出られないで一生を過ごし、後に売り飛ばされてひき肉にされる。

南アフリカの催事アマゲザ・ラリーの動画が、ユーチューブに投稿されて間もなく話題になった。参加者の一人、ヨハン・グレイのヘルメットに付いたカメラで撮影された動画は必見で、本当に自分がバイクに乗っている気分になれる。一四日間にわたる耐久レースの途上、グレイのバイクはさびれた道を走っていたところで、水をたたえるコンクリートの水路をさまよう若い子牛に出会う。グレイはUターンしてバイクを止める。何をするのか。ここがグレイの創意に感心させられる場面で、彼は自分のバイクにロープをかけ、水路へ降りていく。水はすぐに膝の高さへ。グレイはゆっくり子牛に近づき、やさしくつかまえる。

難しいのはどうやって道へのぼるかだった。何度か失敗した後、うまくいく。しかし問題はまだ片付いていない。この人気《ひとけ》のない道のど真ん中で子牛をどうすればいいのか。グレイは当然のように子牛をバイクの座席に乗せ、ゆっくりあたりを回って飼い主を探し始める。飼い主はすぐに見つかった。二言三言を交わした後、農家は母牛が何時間も子牛を呼んでい

たと話す。グレイが返した子牛は群れに戻った。

ユーチューブのコメントはグレイの行動を大絶賛する――彼は愛と勇気を持ったバイクレーサーだ、レースに負けてでも困る動物を助けることを選んだ、見習うべき人物だ！　でもちょっと待ってほしい。グレイは脱搾取派《ビーガン》〔一切の動物利用を拒む人〕には見えない。肉もチーズも食べる。彼が勇気を出して救った命は、数カ月後には彼が食べるシリアスのために乳液を搾られるか、もしくは彼の夕食になる。私たちはなぜ、多大な犠牲を払って一頭の動物を救う一方、何千という他の動物たちを搾取して、それを何とも思わないのだろう？　牛の一生がどんなものかを知らないせいかもしれない。はっきり目に見える具体的な一頭――

動物倫理とは？

動物倫理は倫理学の一分野で、私たちが動物に負う義務を考える。普通は苦しみが鍵になる。実際、多くの理論家は、道徳的な配慮の基準は人間特有の知能や動物たちの命ではなくて、苦しむ能力の有無だと考える。現在では脊椎動物（哺乳類、鳥類、魚類）が意識をやどし痛みを感じることを否定する人はいない。そしてもし動物たちが快苦を味わう生きものなら、その苦しみを考えないわけにはいかない。これは、動物たちを人間の目的に資する単なるモノや資源とみてはならない、ということでもある。

水路をさまよう子牛――を前にした時の方が、無名の大勢に対してよりも行動を起こしやすいと思えるからかもしれない。それにもしかしたら、動物たちを搾取して食べるのは問題ない、と考える方が楽だからかもしれない。

牛の一生

牛乳パックに描かれた風景では、草は青々として、空は真っ青！　こんな牧歌的なところで、牛たちが自由と幸せを味わえないなんてことが？　私は草の上に寝転がりたくなるような景色をケベック州でいくつも見た。でも、そこで自由に草を食む牛を見たことは一度もない。それもそのはず、だってそこは牛の居場所じゃないのだから。牛たちは草原を歩き回ってクローバーを食べながら日々を過ごしてはいない。ワーウィックを通ってモントリオール南東部へ歩いていくと分かるけれど、数頭の未経産牛（将来の乳牛）以外は一頭の牛も牧場にはいない。そもそも牧場自体もなくて、ただ見渡すかぎり大豆畑が広がっている。じゃあ牛たちは？　牛舎に押し込められている。

ケベック州では三八万二〇〇〇頭の乳牛のうち、およそ九二パーセントが牛舎の中で、体の向きも変えられない檻につながれている。檻の正式名称は「タイストール」。そしてこれが普通で必要なのだという。「タイストールの使用は、給餌と繁殖を中心に動物の世話を充

実したものとすることで、牛乳生産量を上げます」とケベック州サント＝マルトの酪農家、ロベール・セガンは語る。[※1] つまり必要悪であると？　でもカナダの他の地域では、つなぎ飼いはほとんどない。アメリカでは約七五パーセントの乳牛がフリーストール畜舎かドライロット[*1]で飼われる。[※2] 他国をみると、例えばオランダではつなぎ飼いが一〇パーセントにすぎない。[※3]

ほとんどの時間を拘束されているのに加え、牛たちはほぼ決して屋外に出られない。ケベック州酪農家連合の広報担当、フランソワ・デュモンティエールは、「牧歌的な側面を除けば、屋外に出ることが牛にとって利益かははっきりしません」という。[※4] けれども牛はできるなら天気のよい時に外へ出たがる。これはブリティッシュコロンビア大学の研究チームが二〇一〇年、二五頭の牛に完全な行動の自由を与える研究で確かめた。牛たちは一日の四六パーセントを室内で過ごした（特に暑いあいだは室内にいる）。かたや夜は外で過ごすのを好んだ。つまり牛にとっては出入りの自由な納屋《なや》が最高の環境になる。[※5] といっても、農地の価格が価格だから、そこを牛の放牧ではなく飼料栽培に使おうと考えるのは無理もない。

乳牛はさらに、子を産み続けながら一生を送る。もっと言えば、雌牛の一生はつまるとこ

原注

＊1　フリーストール畜舎の牛は動きを制限されず、自由に起伏や畜舎の出入りができる。ドライロットは草に覆われていない広場で、おもに乾燥地の飼育施設にみられる。

ろ受精と出産の繰り返しになる。見落とされがちだけれど、牛は自然なら年中いつも乳を出したりはしない。人の女性と同じで、雌牛は出産後にのみ乳を分泌する。ただ違うのは、彼女たちは出産直後に人工授精されてまた妊娠させられるということ。平均すると、牛たちは妊娠期間九カ月のうち七カ月のあいだ乳を出し続けるので、ほとんど休息をとれない。

牛は本来、こんなふうに乳を出す体にはできていない。好きで乳を出すわけでもない。出すのは私たちが強いるから、そして乳分泌能力をもとに遺伝子を選抜されてきたから。それで目論見は成功——今日の牛たちは一九六〇年代の倍の乳量を出す。[※6]

高性能機械

牛乳生産は職人芸なんてものじゃない。むしろ性能向上を追求する巧みな工学的作業という方が正しい。データと数値分析がこの業界の生命線。牛一頭は数千ドルの価値がある一方、三、四年しか乳を出さないので、最大の生産量を確保すべく最適な遺伝子を残すことが鍵になる。[※7]

「自然」の牛は一日に七キログラムの乳を出すのに対して、現代畜産に使われる牛は一日に二七キログラムを出す。この大変な生産性向上は、大変な身体的負担を伴う。イギリスのブリストル獣医学校名誉教授で動物福祉を専門とするジョン・ウェブスターは、牛の負担が「一日六時間以上のジョギング、あるいはツール・ド・フランス〔約三五〇〇キロメートルを

走る自転車レース）の競走に匹敵する」と語る。[※8] そんな極度の乳汁分泌が牛の福祉状態を損なうのは当然で、「農場動物の倫理的扱いを求めるカナダ市民の会」（ＣＥＴＦＡ）の生物学者で科学顧問のオリビエ・ベレビル博士はこう説明する。「牛たちは頻繁に代謝異常や感染症、例えば乳房が炎症で痛む乳房炎などをわずらいます。それに大きな乳房のせいで歩行時に後ろ脚が大きく開いてしまうこともあって、跛行《はこう》も生じます」[※9]。遺伝子組み換え牛成長ホルモンｒＢＳＴ（第3章）を使うと、乳牛を悩ませる健康問題はさらに悪化する。『カナダ獣医研究ジャーナル』によれば、「ｒＢＳＴを打たれた牛は乳房炎の発症リスクが約二五パーセント上昇、繁殖力が四〇パーセント減少、跛行のリスクが五五パーセント上昇する」[※10]。

これほどの乳をつくろうとすれば、要されるエネルギーも膨大になり、牧場で草を食べさせるだけでは必要量を満たせない。そこで、草からなる自然な食事は、飼い葉と穀物にビタミンとミネラルを添加した特殊な混合物に置き換えられる。最大量のエネルギーを取り込ませるため、牛には穀物が多く繊維が乏しい食事が与えられ、それが消化器系の問題を引き起こす。第一胃のpHのバランスが乱れる酸毒症《アシドーシス》は特にありふれた病気で、残念なことに診断が難しい。これは下痢を引き起こし、命取りにもなる。[※11]

最後に、やはり生産性を最大にするため、牛たちは体を切り刻まれる。雌の子牛は麻酔なしで角を切られる（あるいは角芽を除去される）。尾も麻酔なしで切られる。断尾はまったく無意味でもあって、一般に信じられていることとは違い、尾を切ってもそのおかげで乳房や

ボス牛、スターバック

スターバックは一九七九年四月二六日、オンタリオ州のハノーバービル牧場で生まれ、一九年後にサンティアシントで生涯を閉じた雄牛の名前である。カナダ史上一の精力を誇る雄といって間違いない。その類まれな遺伝子によって、スターバックは授精のスターになった。彼の精子を入れたバイアル瓶は四五カ国で合計六八万五〇〇〇本も売られ、二五〇〇万ドル近くの収益をもたらした。※13 というわけで、カナダのホルスタイン牛は、家系図をたどるとみんなスターバックに行き着くかもしれない。

脚が綺麗になることはなく、乳房の感染リスクが減るわけでもない。※12 雌牛は余分な乳首をもって生まれることもあって、農家は搾乳機の乳頭カップに合うよう、この乳首をしばしば切り落とす。

赤子のように泣く

牛の苦しみは身体的なものに留まらない。感情的な苦しみもあって、むしろそれが大部分を占める。毎年、雌牛は子を産んで、産んだ直後に必ずその子を奪われる。自然なら子牛は六カ月から九カ月のあいだ乳を吸って、徐々に乳離れする。雌牛は大抵、母と一生を過ごし、

雄は一年をともにした後、群れを去る。現代の畜産場では、生まれたての子牛はすぐに一頭用の檻か囲いに隔離されて、他の牛との身体接触や社交を断たれる。この隔離が必要なのは、牛の乳が搾乳機に集められるものであって、わが子のものではないから。ただし隔離は母子双方にとって耐えがたい悲しみになる。ベレビル博士が言うように、この行ないは牛の親子に深い心の傷を負わせる。「隔離は子牛の心身にストレスを与えて免疫系を損ないます。これは病気や、ひどい時は死にもつながります。隔離は母牛にとっても大きな悲しみの元で、彼女たちは隔離の後、数日にわたって子牛を呼び続けるのです」[※14]。ジョン・ウェブスター教授は子牛の隔離が「乳牛の生涯で最もつらい出来事」だと評する。さらに「母牛は子をやしない守るためなら相当の不快や危険をも辞さない」。

アメリカの獣医ホリー・チーヴァーは肌身でそれを知った。彼女の話に、私は深く胸をえぐられた[※15]。ニューヨーク州シラキュースの近くで、一九八〇年代にあった出来事だった。当時は今と違って、まだ多くの牛たちが外へ出られた。一頭の雌牛が、外で子を産んだ。いつも通り、彼女は間もなく子を納屋に連れてきた。母牛の具合はよく、朝の搾乳から夜のそれまでのあいだ、彼女は広い牧場で自由に歩き回れた。ところが農場主には気がかりなことがあった。母牛の乳房が空っぽなのである――乳はほとんど搾れない。数日たっても乳が出る気配はなかったので、農場主はチーヴァー博士に電話して、博士は牛を観察したものの、異常は見当たらなかった。農場主は調査を続けた。牧場の端までずっと牛の後を追っていくと、

ほどなくして答が見つかった。彼女はそこでもう一頭の子牛に会っていたのである。一一日前、彼女は双子を産んでいたことが分かった。誰もう一頭の子がいることに気づかなかった。四度の出産を経て、全ての子を奪われた後、母牛はついに初めて、わが子を育てることができたのだった。しかしチーヴァー博士の懇願もむなしく、母牛の乳房を空にしていた子牛は奪われた。このシラキュースの雌牛が、本来の目的から外れることは許されなかった。それは乳を出すこと。人間のために。

チーヴァー博士は、隠されていた子牛がそれからどうなったかは語っていない。けれど想像は簡単にできる。ほかの牛と同じく、この子牛も粉末状の代用乳を与えられる。雌ならやがて彼女自身が乳牛に。雄なら、肉牛に育つ遺伝子ではないので、競売にかけられて数ドルで売られる。それから二〇週間ほど肥育された後、屠殺場に送られて子牛肉になる。

牛のように鈍感？

わが子を育てたいと願った母牛の悲話から分かるのは、人々の偏見と裏腹に、牛たちが複雑な思考を持つことである。かの母牛はまず、先に産んで二度と見なかった赤子たちのことを思い出す必要があった。続いておそらく、一種の計画を立てて実行に移した――わが子を農場主に託すと奪われるということは、子供たちを隠さなくてはならない。そして、両方の子牛を隠せば農場主の疑いを買うであろうから、二頭のうち一頭を引き渡す。

チーヴァー博士は、シラキュースの母牛が本当にこういった計画を立てて実行したと考えるのだろうか。博士は憶測を好まない。ただ、牛に感情移入せずにはいられなかった。「あの牛がどうやってこの行動に至ったのか、確かなことは言えません。むしろ必死の母親は二頭とも隠したかったことでしょう。分かるのはこれだけです——彼女たちの美しい瞳の奥には、私たち人間が認めてこなかった非常に多くの働きが息づいている。そして四人のわが子を育てることができて、愛する子らを失う悲しみを味わわずに済んだ母親として、私は彼女の痛みを感じます[※16]」。

牛たちの愛情がおよぶのはわが子だけに限らない——彼女たちは複雑な社会構造を築いて、互いに深く結び付く。ジョン・ウェブスターは牛たちが群れの中で小さな友達グループをつくる様子を記録した。大抵、牛たちは二頭から四頭の集団をつくり、互いを舐めたり毛づくろいしたりしながら大半の時間を過ごす。それに他の牛を嫌って、何カ月も何年も恨みを抱くこともある[※17]。互いの陰口を叩いたり、農家の服装について評言を下したりするかは分からないにしても、それ以外では女友達のグループに特徴的なほとんどあらゆることを行なう。

さらには周囲の人間とも関係を育てる。『牛たちの隠された生活』で、著者ロザムンド・ヤングは、難産を予期した牛や他の牛が抱える問題を心配した牛が、人間の助けを求めるさまを書き留めている[※18]。

問題解決の喜び

ケンブリッジ大学教授のドナルド・ブルームは牛の行動を研究する。教授の研究チームは、レバーの設置された特殊な囲いをつくった。レバーを押すと牛の好物が盛り沢山の野原に出られる。つまりレバーを動かした牛はちょっとした楽園に行けるという仕組み。牛たちは操作を理解すると明らかな喜びの色を表わした。「心拍数は上がって、牛たちは跳ねたりギャロップしたりしながら食べものの方へ向かいました。まるで『なるほど！　問題の解き方が分かったぞ』と言っているようでした[※19]」。

複雑な装置がなくてもこうした発見はある。ついこの前、アイルランドのある農夫はじかに牛の賢さを目の当たりにした。彼が不思議に思ったのは、毎晩、牛舎の扉が開けられて、牛たちが外へ出ることだった。真相を明らかにしようと、農夫は牛舎にカメラを置いて夜の様子を記録した。翌朝、謎は解ける。デイジーという名の一頭が、舌を使って二つの錠前を開ける方法を知り、仲間を外へ出していたのだった。この話はテレビで報道され、ジャーナリストはデイジーを「牛のアインシュタイン」とたたえた[※20]。

競売——楽園に至らない煉獄

屠殺場での死に先立ち、牛たちは最後の重要な段階、競売を経なければならない。彼女た

ちはケベック州に点在する六つの競売場のいずれかに連れて行かれ、卸売業者に売られる。競売は立入り自由で、私はビュースのサン＝ティジドールで開催されるそれに行ってみた。

会場は大きな現代建築で、豪華なロビーへ入ると、ガラスの向こうで受付係があわただしく働いている。「収容可能頭数二〇〇〇頭」とウェブサイトにはある。しつこい納屋のにおいも床ぼこりもない空間にいると、病院にでも立っているような気分になる。上の階には広い食堂があって、スタジアム風のメニューが並ぶ――ポテトフライ、ハンバーガー、アメリカンドッグ、などなど。五、六〇代の男性ら一〇人ほどが、早く食べ終えようと急いでいる。場内アナウンスが今しがた、まもなく競売が始まることを告げたところだった。男性らは立ち上がり、テーブルにトレイを置いたまま去っていく。私は付いて行った。

全員が集まった大きな部屋は、コンクリートの参加席が土床の舞台らしきものを見下ろす構図になっている。人々は席につく。私は後ろに座る。競売人とその助手は小さな窓のついた大きな壁の奥にいる。左の鉄扉が開いた。若い男性がマレットヘアを見せびらかしながら、手にした鞭《むち》で最初の一頭を追い立てる。数歩進んだところで男性は彼女を鞭打ち、向きを変えさせる。体重がスクリーンに表示された――一二〇〇ポンド〔約五四〇キログラム〕。競売は一ポンド〔約四五〇グラム〕あたり〇・六〇ドルから始まるらしい、というのが競売人のとめどない言葉の中から何とか分かったことだった。

食料品店のひき肉の価格を思い出さずにはいられない。それが一ポンド四ドル〔キロあた

り六ユーロ）前後だから、儲けは少ない。一セントの差は無視できない。見渡すと電卓をいじる手があり、メモを取る手があり、慎重に挙がる手がある。落札！　鞭を持った青年が、売れた牛を右手の出口へ追いやると同時に、次の一頭がやって来る。そして次。そして次。そして次。新たな一頭が来るたびに、鉄扉の音で飛び上がりそうになる。牛たちに目を向けられず、私は彼女らを入退場させる人物に視線を集中させようと努めた。彼の務めは、牛がどれだけ太って立派かを競売参加者らに見せること。

張り詰めた空気の中、巨額が取引される。一頭は七〇〇ドルから一〇〇〇ドルで売れる。弱すぎて移送中に命を落とす牛は純損失になる。屠殺場に牛を売る仲介業者たちは、確実に良い値段で牛を取引する必要がある。

不幸な最期

感受性も知性もお構いなしに、二〇年の寿命を持つ乳牛たちは、一般に四歳で、つまり生産性が落ち始めた時点で屠殺される。体はひき肉になる。つまりケベック州の主要チェーン店のハンバーガーは、乳牛の肉でできたもの。

ケベック州では例年七万頭の牛が「廃用牛」、つまり四年で引退する牛になる。最近まで彼女たちはドラモンビル近郊のサン＝シリル＝ド＝ウウドヴェにあるレビノフ‐コルベック

ス屠殺場に送られていた。ところがケベック州酪農家連合が所有するこの施設は大きな財政難が理由で二〇一二年の春に操業の一時停止を余儀なくされる。ここはカナダ東部の廃用牛処理に特化した最後の主要屠殺場だった。『ル・ソレイユ』紙の編集者ピエール＝ポール・ノローは、この手の施設はケベック州に必要ないと論じる。「ケベック州の廃用動物市場は端的に言って小さすぎる上、現在のカナダドルの強さを考えれば、アメリカ市場を筆頭とする外部との競争で苦戦を強いられる」[※21]。

　レビノフ・コルベックス屠殺場の閉鎖をめぐる経済問題はさまざま論じられたけれど、この決定は引退した牛たちにも大きな影響をもたらした。この施設が操業を中止したということは、ケベックの牛たちはさらに七〇〇キロメートル以上も移送されなくてはならない。牛たちを落札すると、仲介業者はそこからオンタリオ州ゲルフまたはアメリカのペンシルベニア州に位置する屠殺場まで彼女らを移送することになる[※22]。

　競売場で私が座った席の後ろ、参加席の上には大きな扉があって、そこから牛たちの上まで橋が伸びている。私から向かって右手には売られる順番を待つ数百頭の牛たちがいる。左手には買われたばかりの牛たちが一囲いに一〇頭ずつ押し込まれている。何頭かは乳房がはち切れるように大きい。何頭かは関節が腫《は》れている。何頭かの集団は地面に伏して苦しそうに息をしている。ぴったりした帽子の男性が近づいてきた。「あの牛たちはゲルフまでの旅が大変だな」。その牛たちをどうするのかと私は尋ねた。「トラックに載せる数を減らすん

ろだった。良い値段だった。気分が良くて会話をしたいらしい。

さらに見学を進めた。別のドアを開けると、先とそっくりのもう一つの会場だった。ただ、ここでは生後数日の子牛が売られる。子牛たちは立とうとしても立てない。私は席についた。競売人（先の競売人の兄弟だという）は私を見て笑顔になる。「牛の赤ちゃん欲しいかい、姉ちゃん」。いくらかと尋ねた。「三〇ドル」。猫より安い。うちの庭で草を食む子牛の姿が心に浮かんだ。育つ様子も浮かんだけれど、お隣がどんな顔をするかも浮かんだ。首を横に振る。子牛は売れた。この子は肥育業者のところへ行って、二〇週ほどで屠殺される。

ベレビル博士は多くの競売に出席したことがあり、私が見た光景は別段特別でもなかった。博士は言う。「競売場の環境は動物の福祉上、好ましくありません。一部の牛は着いた時点でやせ衰えていますし、乳の出し過ぎで感染や病気に苦しんでいる上、しばしば乱暴な扱いを受けています。農場から屠殺場へ至る旅路で、大体三週間にわたって競売から競売へ、生産者がこれでいいと思える値が付くまで連れ回されます。なので歩行困難［助けなしで起立・歩行ができない状態］になることも珍しくありません。しかしひどく苦しんでいる牛でさえ、安楽殺は稀です。CETFAの調査員と私は、苦しむ牛たちが競売場の陰に引っぱって行かれ、そこで手当ても受けず放置されて死んでいく様子を、写真と動画で沢山記録しま

した」。

牛舎や競売場は比較的訪れやすい一方、屠殺場は外部の者に対し扉を閉ざしている。そこで働く者だけが動物たちの死を目で、耳で、肌身で感じられる。『十二秒ごとに――産業化した屠殺と視覚の政治学』※23という本の元になる卒業論文を書く目的で、アメリカの政治学者ティモシー・パキラットは屠殺場の作業員になった。五カ月のあいだ、来る日も来る日も、パキラットは終日にわたる殺しが労働者に課す苦難と、そこにある力関係を観察し続けた。その記録を読めば、屠殺場にあふれる拷問と苦痛が例外ではないことがみえてくる。それは日常業務の一環にすぎない――殺しの規模はとてつもないので、動物をやさしく扱うなど、そもそもできるわけがない。とめどなく流れゆく動物たちは個の生きものではなく原材料とみなされる（殺しの速度は一二秒に一頭、それが書名の由来）。牛は生きているうちから「肉」と呼ばれ、そのおかげで作業員らは自身の行なっていることをはっきり実感せずに済む。

私たちは事実と向き合わなくてはいけない。牛乳と肉には何の道徳的な違いもない。同じ動物たちが搾乳され、売却され、最後には屠殺される。子牛も乳牛も去勢牛も、みんな遅かれ早かれ競売にかけられ殺される！　そしてどうしても違いを求めるというのなら、乳牛の運命はおそらく肉用の去勢牛よりも悪い。後者は遥かに生きる期間が短く、自由度も大きいのだから。

はっきりさせよう。私たちの現在のシステムは、牛が感情を抱き快苦を感じる生きものだ

子牛のロースト、酪農業の副産物

競売で落札された雄の子牛はどうなるのだろう？　二種類の「仕上げ」がある――「粉乳肥育」か「穀物肥育」か。穀物肥育される子牛は、栄養を加えたトウモロコシを与えられて、生後六カ月で屠殺される。他方、粉乳肥育される子牛は、一頭ずつ木の檻に閉じ込められて脱脂粉乳を与えられる。子牛肉が白いのはミルクを飲むからと思われているけれど、本当は鉄分を奪われているから。ヨーロッパでは子牛の単頭飼育が禁じられている。

という事実、私たちとそっくりの神経系を持った哺乳類だという事実を隠している。私たちは彼女らを、単に乳を生む機械として扱っている。それが便利だというだけで。全ての動物搾取の廃絶を唱えるアメリカの法学者ゲイリー・L・フランシオンは、見事に状況をまとめる――「おそらく、一杯の牛乳やアイスクリームには、ステーキ以上の苦しみが詰まっている」[※24]。

私たちは肉食主義者？

私たちは何も考えずに卵や動物を食べ、牛乳を飲む。それがいつもの行ないで、普通のこ

に根差す。肉食主義はイデオロギー（価値や信念が合わさった構造物）で、これのもとでは、特定の動物を食べることが道徳的に問題ないとされる。肉食主義のイデオロギーが脱搾取《ビーガニズム》に反するのはいうまでもない。

著書『なぜ私たちは犬を愛し、豚を食べ、牛を着るのか――肉食主義入門』[※25]で、ジョイは肉・卵・乳製品の消費が、この社会にあって選択ではなく当然の行為とされるゆえんを説明する。動物性食品の消費は選択とみなくてはいけない。生きるために必要ないのだから。人類の祖先にはおそらく必要だったとしても、今の北米人やヨーロッパ人は徹底した菜食で立派に健康を保てる――しかも存分に味覚を楽しませることができる。事実、アメリカ栄養士会とカナダ栄養士会の公式見解ははっきりしている。「適切に構成された菜食は健康で栄養も不足なく、種々の疾病の予防面・治療面で健康上の利点を有する」[※26・※27]。好むと好まざるとにかかわらず、肉や牛乳の消費は道徳的な選択行為にほかならない。

ここに肉食主義のイデオロギーが入り込んで、問題など存在しない、肉や牛乳を消費するのは「普通」の行動なのだ、とささやきかける。性差別主義や人種主義と同様、肉食主義は「これが世の習いだ」という考えにもとづく。多くの文化圏で、女性が男性の下に置かれるのは「普通」のことになっている。肌の色が違うせいで特定の人々が差別的に扱われるのも「普通」。それと同じで、特定の動物たちを搾取・消費するのも「普通」とみなされる。

どの例でも、イデオロギー（性差別主義、人種主義、肉食主義）は「普通」の隠れ蓑《みの》をまとって、ある価値観を純粋な事実として人々にすり込もうとしている。でも私たちは完全な自由のもと、こうしたイデオロギーと戦うことを選べる。福祉、正義、自律、あるいは思いやりといった、ほんの少しの原則を信じさえすれば。私はこれが道徳的な義務だとさえ思っている。

罪悪感からの逃避

行動すべき理由を知って、かつ自分は正義にかなった思いやりある人間になりたいと思っても、なお食事から始まる一歩を踏み出して、動物たちのために思い切って行動を変えるのは難しく感じる。どうして私たちはもっと倫理的になれないのか。

私はこの疑問を、『死体を見るようにステーキを見つめよう――脱搾取《ビーガニズム》と道徳心理学』を著した哲学者、マルティン・ジベール博士に投げかけた[※28]。博士いわく、人は往々にして意志と合理性を欠く。例えば喫煙をやめるべき理由は重々分かっていても、現にやめるのが簡単とはかぎらない。これはもはや意志の問題となる。けれども私たちは、自分の直観に合わせて思考をねじ曲げたくなる。そこで、すでに自分の中で結論が固まった状態で、後付けの理由を探そうとする。

それでも動物消費は心理的に難しい。「多くの人は肉を食べるべきじゃないと薄々感じて

集団を見ているかぎり人は行動しない

一頭の子牛を救うためなら、道端で立ち止まって水路に降り、服を汚してタイム争いの貴重な数分を失うリスクもいとわない人がいる一方で、数百万頭の牛たちがこれまで述べてきたような生涯を送ることに対し、誰も、何もしないのは、どうしてなのだろう？

これはアメリカの心理学者ポール・スロビックが「集団を見ているかぎり人は行動しない」と題した記事で論じている問題と重なる。[※29] この題はもともとマザー・テレサの言葉だった。記事の中でスロビックは、人々が集団を前にした時、行動しないわけを探る。私たちは目の前に一人の犠牲者がいたら、救済のために多大な努力を惜しまない思いやりある人間でありながら、その犠牲者が大きな文脈に置かれて「大勢の中の一人」になってしまうと、その惨状に対し無関心になる。ここからスロビックは、人々の災害を無視する私たちの根底にあるメカニズムを分析する。

動物たちの飼育環境や屠殺状況に対し人々がほとんど心を動かされないのも、この同じメカニズムで説明できると思う。人は感情を抱かなければ行動できない。けれども死者や被害者の数は、惨劇の本当の意味を伝えられない。私たちはそれが現実だとは分かっても、現実感が湧かない。それはただの数字であって、数字は行動につながる感情の反応を呼び起こさない。

います」とジベールは言う。「ただ一方、肉は好きでたまらない。そして社会規範は肉を食べてよいと教える。これは少しずつ変わってきていますが、社会的にはまだ規範です。道徳心理学ではこれを『肉の逆説』と言います。つまり私たちは特殊な認知的不協和を処理しなくてはいけない。一方には動物への愛情、残酷行為の否認、屠殺場への嫌悪があって、他方には肉への嗜好がある。そこでこの逆説を和らげるための戦略が考え出されて、人の食べる動物は意識のレベルが低いということにされました。『私が食べるこの動物たちは意識がなくて苦しまないんだ』と」[※30]。

戦略はほかにもある。ジベールはまさに乳製品に当てはまる戦略の一つを突き止めた。それは、適切な動物の扱い——苦しみがない世界——の構想を思い描いて、現実世界の行ないを放っておく口実にするという手法。これは議論としては弱くても、思考を満足させる。[*2] しかも実際、理論的には残酷行為を伴わない動物製品もつくれることはつくれる、と言っても誤りではない。この構想はスー・ドナルドソンとウィル・キムリッカの著作『人と動物の政治共同体』で検討されていて、[※31] そこでは動物たちが基本権を認められた市民の仲間入りを果たし、脱搾取派《ビーガン》のユートピアで暮らす仮定が議論される。一言でいえば虐待も支配もない人間動物関係で、道徳の観点からは理想の世界。ドナルドソンとキムリッカいわく、この世界では肉は食べられないけれど、卵と乳製品の消費は許容されうる。子牛が乳を飲み終えて、もう要らないとなった時に、その残りをもらって私たちは満足しなければならないとする

と、これは明らかに採算が合わない。ただ実際、残酷要素なしの牛乳を思い描くことはできる。

ジベールによれば、まさにこうした理論的な可能性を引っぱり出すことで、人間は認知的不協和を和らげるのだという。「牛乳を飲もうとする時に、それがひどい条件下でつくられたものだと分かっていても、これは苦しみなしにつくれるものなんだと自分に言い聞かせることはできます。議論として破綻しているのは言うまでもありません。ですが、そういった可能性ひとつで罪悪感を打ち消すには充分のようです。そしておそらく乳製品に関してはこれが実にうまく機能する。というのも乳製品は直接には肉とつながらないから、つまり直接には死を伴わないからです」。

要するに私たちは乳製品の消費を正当化することに長《た》けていて、そのために牛たちの苦しみを意識から遠ざけ、牛たちは喜んで牛乳を生産してくれると信じ込む。正しく行動するには、あいにく直観だけに頼るわけにはいかない。なぜなら周知の通り、直観は往々にして性差別主義や人種主義や肉食主義に囚われるから。

そんなわけで、「何をすべきか」「何を食べるべきか」「何を飲むべきか」といった問いの答

原注

＊2　専門的にいうと、ジベールはこの手の詭弁を「事実に反する好都合なバイアス」と呼ぶことを提唱する。

を求めるなら、直観とは別に理性も使う必要がある。ただ合理的に考えて、快苦を感じる生きものが虐待・搾取されてはならないと信じるのだったら、動物性食品を一切含まない菜食を選ぶことこそが、最も筋の通った道徳的態度に思える。選択肢があるなら（そして大半の人にはある）、単なる快楽のために動物を苦しませてよいと考える理由はみつからない。

完璧な脱搾取派になるというのは、絶対に嘘をつかないとか、いつでも善人でいるというのと同じで、無理なことに違いない。それぞれの状況は違うし、それぞれに独自の縛りがある。大事なのは純粋や完璧を目指すことではなく、普段から動物の搾取を避け、その道徳規則を心がけるにしくはないと考えることである。

私と同じ結論には至らない人もいるかもしれない。動物を守る法律があれば万事解決する、あるいは有機農場の牛乳を選べば問題を避けられると考える人もいるかもしれない。続く二章では、政府が目下、まったく動物たちを守っていないこと、そしてプレミア価格の有機牛乳も残念ながら苦しみなしにはつくれないことを確かめる。

出典

※1 Étienne Gosselin, "Un Québec entravé dans un Canada libre," *Cooperateur*, February 2012, http://www.lacoop.coop/ cooperateur/articles/2012/02/p36.asp.

※2 USDA, "Dairy 2007: Facility Characteristics and Cow Comfort on U.S. Dairy Opera-

tions,” http://www.aphis.usda.gov/animal_ health/nahms/dairy/downloads/dairy07/Dairy07_ir_Facilities. pdf.

※3 Étienne Gosselin, op. cit.

※4 Marie Allard, “Les vaches du Québec sont confinées à l'étable,” *La Presse*, August 31, 2012, http://www.lapresse.ca/actualites/ quebec-canada/national/201208/31/01-4569963-les-vaches-duquebec-sont-confinees-a-letable.php.

※5 University of British Columbia Dairy Education and Research Center, “What Cows Prefer: Pasture and Access to the Barn,” *Research Reports* 10, no. 3 (May 2010), http://www.farmwest.com/ images/clientpdfs/ResearchVol10No3.pdf.

※6 Élise Desaulniers, op. cit., 39.

※7 Alexis C. Madrigal, “The Perfect Milk Machine: How Big Data Transformed the Dairy Industry,” *The Atlantic*, May 1, 2012, http://www.theatlantic.com/technology/archive/2012/05/ the-perfect-milk-machine-how-big-data-transformed-the-dairyindustry/256423/.

※8 John Webster, *Understanding the Dairy Cow*, Second Edition (Oxford, UK: Blackwell Scientific Publications, 1993). Quoted in Nigel B. Cook, “Time Budgets for Dairy Cows: How Does Cow Comfort Influence Health, Reproduction and Productivity?” (University of Wisconsin, Madison School of Veterinary Medicine), http://www.vetmed.wisc.edu/dms/fapm/publicats/proceeds/ timebudgetsanddairycowsomaha.pdf.

※9 オリビエ・ベレビル博士とのEメール交換より（二〇一二年七月）。

※10 I. R. Dohoo et al., “A Meta-analysis Review of the Effects of Recombinant Bovine Soma-

totropin," *Canadian Journal of Veterinary Research* 67, no. 4 (October 2003): 252–64.

※ 11 Daniel Roussel, "Vos vaches se plaignent-elles d'acidose?" *Le producteur de lait québécois* (April 2008): 26, https://www.yumpu. com/fr/document/view/30111629/vos-vaches-se-plaignentelles-dacidose.

※ 12 Martin Ménard, "Le bien-être animal et les vaches laitières," *L'Utiliterre*, May 26, 2011, http://www.laterre.ca/actualites/ elevages/le-bien-etre-animal-et-les-vaches-laitieres.php.

※ 13 Centre d'insémination artificielle du Québec (CIAQ), "Who Is Starbuck?" http://www. ciaq.com/ciaq/history/the-legend-ofstarbuck/who-is-starbuck.html.

※ 14 Traci Hobson, "Factory Farming in America, Part 5: The Life of a Dairy Cow," Ian Somerhalder Foundation, http://www.isfoundation. com/campaign/factory-farming-america-part-5-life-dairy-cow.

※ 15 Megan Cross, "Mother Cow Proves Animals Love, Think & Act," *Global Animal,* April 13, 2012, http://www.globalanimal. org/2012/04/13/cow-proves-animals-love-think-andact/71867.

※ 16 Ibid.

※ 17 Pat Donworth, "The Secret Life of Moody Cows," Golden Age of Gaia, August 14, 2011, http://goldenageofgaia.com/2011/08/ the-secret-life-of-moody-cows.

※ 18 Rosamund Young, *The Secret Life of Cows* (Preston, UK: Good Life Press, 2003).

※ 19 Julianna Kettlewell, "Farm Animals 'Need Emotional TLC,'" *BBC News,* March 18, 2005, http://news.bbc.co.uk/2/hi/science/ nature/4360947.stm.

※ 20 " The Great Escape," RTÉ News, June 15, 2011, http://www.rte.ie/ news/2011/0615/cow.

html.

※21 Pierre-Paul Noreau, "Abattoir Levinoff-Colbex: fermer le robinet," *Le Soleil*, May 30, 2012, http://www.lapresse.ca/le-soleil/ opinions/editoriaux/201205/29/01-4529813-abattoir-levinoffcolbex-fermer-le-robinet.php.

※22 Annie Morin, "Fermeture de Levinoff-Colbex: les bêtes devront être abattues en Ontario," *Le Soleil*, May 30, 2012, http://www. lapresse.ca/le-soleil/affaires/agro-alimentaire/201205/29/01-4529860-fermeture-de-levinoff-colbex-les-betes-devront-etreab-attues-en-ontario.php.

※23 Timothy Pachirat, *Every Twelve Seconds: Industrialized Slaughter and the Politics of Sight* (New Haven, CT: Yale University Press, 2011).

※24 Gary L. Francione, *Animals as Persons: Essays on the Abolition of Animal Exploitation* (New York: Columbia University Press, 2008), 108.

※25 Melanie Joy, *Why We Love Dogs, Eat Pigs, and Wear Cows: An Introduction to Carnism* (San Francisco: Conari Press, 2009).

※26 Vegetarian Resource Group, "Position of the American Dietetic Association and Dietitians of Canada: Vegetarian Diets," *ADA Reports* 103, no. 6 (June 2003): 748–65, http://www.vrg.org/ nutrition/2003_ADA_position_paper.pdf.

※27 Winston J. Craig and Ann Reed Mangels, "Position of the American Dietetic Association: Vegetarian Diets," *Journal of the American Dietetic Association* 109, no. 7 (July 2009): 1266–82, http://www. vrg.org/nutrition/2009_ADA_position_paper.pdf.

※28 マルティン・ジベール博士への取材（二〇一二年八月）。

※29 Paul Slovic, "'If I Look at the Mass I Will Never Act': Psychic Numbing and Genocide," *Judgment and Decision Making* 2, no. 2 (April 2007): 79–95, http://journal.sjdm.org/jdm7303a.pdf.

※30 Brock Bastian et al., "Don't Mind Meat? The Denial of Mind to Animals Used for Human Consumption," *Personality and Social Psychology Bulletin* 38, no. 2 (February 2012): 247–56を参照。

※31 Sue Donaldson and Will Kymlicka, *Zoopolis: A Political Theory of Animal Rights* (New York: Oxford University Press, 2011).

神話その7　動物虐待は禁じられている

法律をみると、牛をはじめとする農場動物たちは大事に扱われている、と思わせる文言がちりばめられている。けれどあいにく、これはほとんど空論の域を出ない。現実の乳牛たちは何の法的保護にも浴さず、業界は法律で許される行為なら何をやっても咎められない。

二〇一二年の春、ケベック州の農業を批判する同州議員の代表者アンドレ・シマールは、儀礼屠殺に反対して世間の注目を浴びた。イスラム教徒がしたがうハラールの戒律では、動物はイマーム〔イスラム教の指導者〕の祝福を受けた後、意識があるまま喉を切られて殺されなければならない。獣医学を学んだシマールの見方では、この屠殺方法は「動物に不必要な苦しみを負わせかねない」[※1]。この指摘で彼は多くの批判を浴び、人種差別主義者のレッテルまで貼られた。シマールはすぐに言葉を補い、「これは宗教の議論ではありません。屠殺基準の議論です」と説明した。シマールは法の精神を尊重すべきだという考えで、それによれば、動物は屠殺の時点で意識を失っていなくてはならない。

選出された議員が動物たちの不必要な苦しみを防ごうとしていることは喜んでよい。ただ問題は、動物たちは屠殺の一五分前になって急に意識と情感を抱くわけではない、という点にある。動物たちは生涯にわたって機械のように扱われ、ほとんど法律の保護に浴さない。

もし、かれらの苦しみに心動かされるのなら、私たちが優先的に見直すべきは屠殺基準ではなく、動物たちの生を統べる法律の全体ということになる。行動はすぐにも求められている——毎年ケベック州は、動物福祉の水準がカナダで最悪、との評価を得ているのだから。※2

規則を骨抜きにする例外

ただし法律はある。現在ケベック州に敷かれている動物健康保護法（R.L.R.Q.c.B-3.1）は、全ての動物が丁重に扱われなくてはいけないと明言している。問題は法文に組み込まれた例外から生じる。

同法はこのように言う。「動物の所有者もしくは管理人は、当該動物の安全および福祉が損なわれないよう計らうこと。動物の安全および福祉は次のような場合に損なわれる。

1. 動物がその生物学的必要を満たす質・量の飲み水や食物を得られない場合。
2. 動物を収容する畜舎が、その生物学的必要に適い、住みよく快適で衛生的かつ、設備面でも安全と福祉への影響がない施設ではない場合。または動物がしかるべき輸送機関で適切に移送されない場合。
3. 動物が負傷・疾病・苦痛に見舞われ、ふさわしい医療を受けられない場合。

4. 動物がその健康に影響する虐待や冷遇を受ける場合[※3]」。

要するに動物の所有者や管理人は充分な世話を提供しなくてはいけない。この法律は改正されて全ての飼育動物を保護範疇に入れたので、解釈上は農場動物もそこに含まれる。それ以前は犬と猫しか対象に入らなかった。とすると抜け穴は？　動物が農業活動の枠組みで利用されたら、実際には保護の範疇から完全に外されてしまう点にある。農業活動というのが何であろうと、それが「一般に認められた習慣に即して」行なわれる活動、つまり普通の業務であるなら、そうした活動は法律が定める動物福祉規則の対象外になる。これはつまるところ「動物には権利がある、だがその権利は畜舎の門前まで」と言っているに等しい。

ほかに乳牛を守れそうな法律は？　モントリオール動物虐待防止協会の動物擁護部で活動顧問を務める法律家、ソフィー・ゲヤールに尋ねた。

ゲヤールによれば、理論的にはカナダ刑事法典が動物虐待に関する規定を含むので、動物たちはその保護下に入りうる。しかもこの法典は農業活動を例外としない。けれど実際にはもっと話がややこしい。「問題はこの条文の主要部分の構成や、裁判所によるこれまでの条文解釈を踏まえるなら、農業の文脈で刑事法典を用いるのは非常に難しいという点です。法典が違法と定めるのは、不必要な痛み、苦しみ、けがを故意に負わせる行為です。したがって訴えを起こすなら、乳牛の痛み、苦しみ、けがが必要ないことを証明しなくてはなりませ

ん。判例法は古くて時代遅れの可能性もありますが、この問題に関しては、当の行ないが食品業界の標準業務に数えられるなら、それは不必要な虐待ではない、と示唆しています……どのみち食べるのだから、と！」[※4]。

そうしたわけで、刑事法典と判例法は農業で利用される動物に関し事実上の例外を設ける。州法はもっと露骨にそうする。乳牛に対する扱いと行ないが業界にとって「普通」なら、それは合法とみなされる。牛たちにとってはひどい話というしかない。

今ある法律のもとでは、生産者は動物の福祉に関し、何が「適切」で何がそうでないかを独断で決められる。動物の生産性を高めようという意志が皆無の、純粋に悪意からなされる余計な虐待、業界自体が咎める虐待だけが、犯罪として処罰できるらしい。最低限の家畜福祉水準を定める国内の職業倫理規約もありはするけれど（ただし乳牛に関するそれは現在審査中）、目下、こうした規約の遵守《じゅんしゅ》はほとんどの州で任意となっている。

早く育って若く死ぬ

牛たちは乳を出しているあいだ何の法律によっても守られず、死に差しかかっても状況は変わらない。移送と屠殺は連邦法と州法の規制を受ける（それで一部の宗教儀礼にのっとる屠殺は違法になる）ものの、その決まりには沢山の抜け穴がある。

いくつかの条項は明確だからいい。例えば別種の動物は移送時に分けなくてはいけないとか、屠殺を待つ動物たちの囲いには水飲み場がないといけないとか（一定時間以上待たせる場合は）。けれど多くの条項は評価が難しい主観的概念に触れている。例えば国の検査を受ける屠殺に関わるカナダ連邦食肉検査法は「食用動物の扱いに際し、避けられるストレスや避けられる痛みをおよぼしてはならない」と定める。でも「避けられるストレスや避けられる痛み」の成立条件は？　おまけにこういった法律の執行機関であるカナダ食品検査局（CFIA）は、世界動物保護協会の最新レポート[※5]で、とりわけ動物の扱いに関し手ぬるい、と評価されている。つまり、法律は穴だらけでそれを遵守させる機関もない。

改善は可能

法律を厳しくすると生産者が耐えられない、と信じ込んでいる人は多い。ソフィー・ゲヤールは酪農産業を厳しく取り締まる国、スイスの例を引いて答える。「スイスでは牛の育て方をとても細かく法律で規定しています。照明、空間、床材、飼料、その他もろもろです。断尾は禁じられていますし、つなぎ飼いの乳牛は定期的に、年に最低九〇日は外に出られなければならない、また二週間以上にわたって外に出られないことがあってはならない、と定まっています」。

アメリカの乳牛はマシ?

ケベック州と同様、アメリカで食料生産に供される動物たちも、連邦法や州法の保護は受けていないに等しい。動物保護に関する代表的な連邦法の動物福祉法は、農場動物を完全に対象外としている。人道的屠殺法は「不要な苦しみ」を防ぐために、屠殺を「人道的手法で行なう」よう定めるものの、鳥には適用されないので、食用で殺される動物の九五パーセント以上は非道な屠殺から保護されない。そして農場動物の移送に関わる連邦法の二八時間法〔二八時間以上の動物移送を制限する法律〕は、農務省の解釈では鉄道移送にしか適用されない――アメリカの農場動物の大部分はトラックで移送されるというのに。

州法に目を向けると、農場動物の保護に使えるのは刑事法の動物虐待防止法だけで、これは大体、二つの形式に分かれる。一つはカナダ刑事法典のような言葉を使って、「正当化できない」「不必要な」苦しみを動物に負わせてはならないと定める。裁判所はこの曖昧で主観的な言葉を好きに解釈できるので、標準的な農業業務は、とてつもない苦しみを生む行為であっても、食料生産のためには「必要」ということで、法的な意味の残酷行為から外されてしまう。ただし多くの州はむしろ、ケベック州動物健康保護法と同じ形式を用い、単純に「常識的な」「一般的な」「慣習的な」「通常の」農業業務を全て対象外とすることで、農場動物に対する一切の法的保護を奪い去る。というわけで現実には、アメリカの乳牛たちがケベック州の乳牛たちよりも守られている、とは到底いえない。[※6]

ケベック州の現状はここからほど遠い。ゲヤールは、最低でも畜産場にいる動物の扱いに関して世話の基準を設ける必要はあると説く。「この間の、つまり生産期間の大半にわたる時期の保護規則が何もなくて、しかも業界が完全な自己管轄権を握っているというのはとんでもないことです。石油業界を信頼して、許容可能な汚染の基準はあなた方で決めてください、なんて言いますか?」。

善意からと言うけれど

二〇〇九年、カナダ酪農家組合は「乳牛の世話と取扱いに関する実務規約」を発行した。[※7] そこにはいくつかの総則がある。例えば「檻は膝と踵《かかと》の負傷が最小限に抑えられ、牛が容易に寝起きできる設計とすること」、また「わらを敷き詰めた牛舎では、牛の清潔を保つよう、一日一度牛糞を片付け、充分量の床敷を用いること」。で、それをちゃんと生産者に守らせる仕組みは? それをうながす何かがあるのだろうか。酪農家組合の広報、テレーズ・ボーリューは誠実に答えてくれた。「生産者や業界誌の人と話す際など、何度かにわたって規約を奨励したほか、協力者として獣医にも伝達を図りました。……この規約は科学研究にもとづいていますので、こうした取り組みが利益になることを生産者の方々にデータで示せます。牛は長生きして、気持ちがいいので長く横になれて、おかげで消化と泌乳がうながされ

る、と。牛の健康に気を付ければ牛乳の品質が良くなるのは明らかです」[※8]。

ニューファンドランド地方を別にすれば、この規約にしたがうかは任意。つまり酪農家は自分がいいと思う仕方で牛を扱える。規約通りに扱われた牛の乳と、虐待された牛の乳を見分けることはできない。業界がしたがわなければいけないのは食品安全の規則だけに限られる。

福祉の拡大解釈

率直に言って、牛の環境が改善されるのは、普通、彼女らの苦しみを和らげるためでなく、生産性を上げるためでしかない。組合が守るのは生産者の権利であって、牛のそれではない。業界が動物福祉の定義を好きなように解釈する分かりやすい例がある。二〇一一年一〇月に開かれた第三五回乳牛年次シンポジウムのテーマは「コスト効率を上げる機会をつかもう！」だった。「酪農業の収益を最大化するゲノム研究の活用法」と題した発表と、「労働コストを減らす」と題したそれに挟まれて、「酪農業の収益を高めるために牛の福祉を改善する」という講演があった。サン＝ゼフィラン＝ド＝クルヴァルの酪農家、ミシェル・レミールは、自身の発表「らくらくミルク！」で、いくつかの簡単な工夫が生産性を上げ、自分の農場がケベック州屈指の地位に昇りつめた次第を語った。

レミールがやったことは、蛍光灯の設置、換気システムの改善、牛をつなぐバーの位置変更で、最後のそれは牛に広いスペースを与え、「バーに当たらず立ち上がれるようにして、首に腫《は》れものができるのを防ぐ」措置だった。[※9] ただしバーの位置を上げると鎖も長くする必要がある。「でなければ牛の首が引っぱられて横になれなくなってしまいます」。そこで鎖は六一センチメートルから九一センチメートルに延長された。でも全ての鎖じゃない。というのも、この新しい「自由」は搾乳時に問題となるから――神経質な牛は以前にまして逃げようとする一方、さかりのついた牛は搾乳しに来た人間に体をすり寄せる！　ということで、レミールは問題を解決すべく、「しばらくのあいだ」そうした牛の鎖を短くすることにした。

レミールは確かに動物を愛する善良で良心的な生産者なのだろう。新しい改善の成果を彼は誇らしげに報告する。講演者として呼ばれるくらいだから、模範的な人物に違いない――業者の鑑《かがみ》。けれど先のような工夫で収益は増すとしても、それは牛の福祉という面では最善からほど遠い。

　酪農家はバカじゃない。牛に必要なのが単に新しい蛍光灯や長い鎖だけじゃないことは分かっている。ある農家は、どうして牛たちを外へ出さないのかと私が尋ねたら、肩をすくめて、生産性が落ちるからだと答えた。「儲けが少ないからそんな余裕はないよ」。法律が農場業務を取り締まらない中、動物の環境が改善されるとしたら、そこにある目的は一つ、可能なかぎり最低の出費で生産性を上げることでしかない。

消費者が例えば、有機の牛乳やチーズやヨーグルトをもっと買うようにしたらどうなるだろう？　次の章でみる通り、それも牛が大切に扱われることの保証にはならない。※10

出典

※1 Jocelyne Richer, "Le PQ craint que la viande halal devienne la règle," *La Presse*, March 23, 2012, http://www.lapresse.ca/ actualites/quebec-canada/politique-quebecoise/201203/23/01-4508701-le-pq-craint-que-la-viande-halal-devienne-laregle.php.

※2 Humane Society International, "HSI Presse le Gouvernement d'Agir—Le Québec Classé Pire Province pour les Animaux," May 19, 2011, http://www.hsi.org/french/news/press_releases/2011/05/ Quebec_classe_pire_province_pour_les_animaux_051911.html.

※3 Publications du Québec, *Animal Health Protection Act*, chapter P-42, http://www2.publicationsduquebec.gouv.qc.ca/dynamicSearch/ telecharge.php?type=2&file=/P_42/P42_A.html.

※4 ソフィー・ゲヤールとのEメール交換より（二〇一二年七月一二～一三日）。

※5 World Animal Protection, *What's on Your Plate?: The Hidden Costs of Industrial Animal Agriculture in Canada*, 2012, http://issuu.com/ wspacanada/docs/wspa_whatsonyourplate_full-report.

※6 ソフィー・ゲヤールとのEメール交換より（二〇一五年六七月一八日）。

※7 National Farm Animal Care Council, *Code of Practice for the Care and Handling of Dairy Cattle*, 2009, http://www.dairyfarmers.ca/ content/download/181/804/version/2/file/Dairy_

Code_ENG_ March09.pdf.

※8 ソフィー・ゲヤールとのEメール交換より（二〇一一年四月二五日）。

※9 CIAQ, “Saisir les opportunités pour faire un bon ‘coût’!” October 27, 2011, http://www.ciaq.com/actualites/nouvelles/2011/saisirles-opportunites-pour-faire-un-bon-cout.html.

※10 Michel Lemire, “Confortablement lait!” 35e Symposium sur les Bovins laitiers, October 27, 2011, http://www.agrireseau.qc.ca/ bovinslaitiers/documents/Lemire.pdf.

神話その8　チーズはエコ

有機認証の乳製品は良質？　抗生物質は含まないし、牛には無農薬の飼料が与えられる。しかもほかより人道的な地域農場で生産されることが多い。けれど動物福祉の点では、有機牛乳と普通の牛乳に大した違いはない。環境面でいえば、チーズは肉と同様、温室効果ガスの主要な排出源になっている。ずっと雑食を続けるより、週に一日、動物性食品を控える方が環境にいい！

「私は『ル・ソレイユ』紙のジャーナリスト、二六歳。ケベックシティのサン＝ジャン＝バティストで三人のルームメイトと暮らしています。自分の食生活と……環境負荷を忘れるにはうってつけの環境です」。この簡単な現状分析をした後、マルク・アラールは自己改革の決意を固めた。一カ月かけて自分の環境意識を行動に移し、環境負荷を減らすという。二〇〇八年の秋、アラールは一日一つの投稿をして、読者のコメントと応援を募った。昼食はブロッコリー、夕食はキャベツ。新しいものは買わず、有機食品を食べる。

彼がまず驚いたのは有機牛乳が普通の牛乳に比べ、倍の値段もすることだった。それでも、お金のかかる牛乳の方が良い方法で生産されたものだろうとアラールは信じる。ところがある読者は率直に告げた。「有機牛乳と普通の牛乳にさほどの違いはありません。……この地域で牛に草を与えない酪農家は見たことがありませんし、排泄物はどういう飼育施設でも堆

肥として畑にまきます」[※1]。そんなことってある？

誠実なジャーナリストのアラールは全てを知りたいと思った。そこでみずから有機農場と普通の酪農場を見学することにした。初めに訪れたのはベー＝サン＝ポールのペルー農場で、ここは従来の牛乳をつくっている。牛たちはつなぎ飼いで、夏にも決して外には出られない。農場所有者のリシャール・ブシャールはこれが牛のためだと説明した。「そのためにこの場所を選んだのでして、牛はできるかぎり快適でいさせます」[※2]。

アラールは再び車を走らせ、三時間してロトビニエールのオプティマス有機農場に着いた。そこで既視感を覚える。この農場とさっきのと、何が違うのか。「何か違う施設、言ってみればもう少し牧歌的なところを想像していた。……牛舎はほとんど同じだった。牛は檻につながれたまま食事・就寝・排泄をして、日に二回、朝と晩に搾乳される。糞は機械が片付けて気密性容器に溜められ、堆肥として再利用される。同じ種類の搾乳機と衛生設備が使われている」。

有機はエコ（だけど牛にとってマシとはかぎらない）

有機と普通の牛乳は同じじってこと？　いや、多少の違いはある。ただそれはおもに、牛の扱いよりも飼料の育て方に関わるものでしかない。有機酪農では、牛に与える草や穀物は有

有機の値段

有機食品は安くない。ケベック州の食料品店では、低脂肪乳二リットルが四ドル未満なのに対し、有機認証の牛乳はさらに二ドルが上乗せされる。

機、つまり農薬や化学肥料を使わずに育てたものでなくてはいけない。遺伝子組み換え作物(GMO)の使用も禁じられている。環境面ではいいに違いない。でもこれは牛が農場でたわむれ、ひょろひょろした脚のおぼつかない子牛がその後を追う図からはほど遠い。

遺伝的には、有機農場の牛も普通の牛と同じように乳を出す体をしている。人工授精は有機農場でも認められ、牛たちは乳を出すうちから次の子をはらまされる。そして重要なことに、その子供たちはやはり生まれた時点で奪われる。普通の酪農と同じで雄牛は競《せ》りにかけられたあげく肉にされる。雌の境遇もそう恵まれてはいない。カナダ有機農業センターが報告するように、「多くの有機農場では、乳用子牛の育て方は非有機農場と大きく違わない」[※3]。牛をひどく苦しめる乳房炎は、従来型の農場と同じくらい有機農場でも見られる[※4]。

つまり牛の福祉面ではどちらも大差ない。有機認証の決まりで、牛は少しだけ多く動ける——夏は牧草地に出られ、冬は最低でも週に二度、運動できなくてはいけない[※5]。けれども生涯の終わりには、有機農場の廃用牛も従来型農場の牛たちと同じ運命をたどる。同じ競売に

かけられ、同じ長旅でトラックに詰められ、同じ屠殺場で死ぬ。[※6]そして彼女たちの肉は、従来型農場の牛たちの肉と混ぜ合わされて、同じひき肉パテにされる。

酪農は環境破壊？

「肉なし月曜日」はよく話題になる。[※7]最近になって、多くの人が環境意識から肉の消費を減らすようになった。温室効果ガスの排出は一八パーセントが畜産業に由来する、という報告を国連が二〇〇六年に発表して以来、[※8]ステーキとディーゼル車は一種の同義語になった。もちろん、習慣が変わるまでには時間がかかる。それでも、環境に配慮すると言いながらステーキを食べる権利を死守するのは難しくなりつつある。ただ、話題にのぼるのは肉なし月曜日で、チーズなし月曜日じゃない。そこで中には、良かれと思って肉を別の動物性タンパク質に置き換える人々もいる――例えばチーズに。それが正解？　酪農業の環境負荷はどうなのだろう？

初の単著が出版された後、私は学生団体の招待を受けて、食の選択による環境影響の講演をすることになった。発表は環境ワークショップの最後で、その前にカクテルパーティーが開かれる。楽しみだった――演壇に立つ前の白ワインほどありがたいものはない。

ところがいざその時が来て驚いたのは、それがカクテルではなくワインとチーズを楽しむ

図表8・1　食材別の温室効果ガス総排出量※10

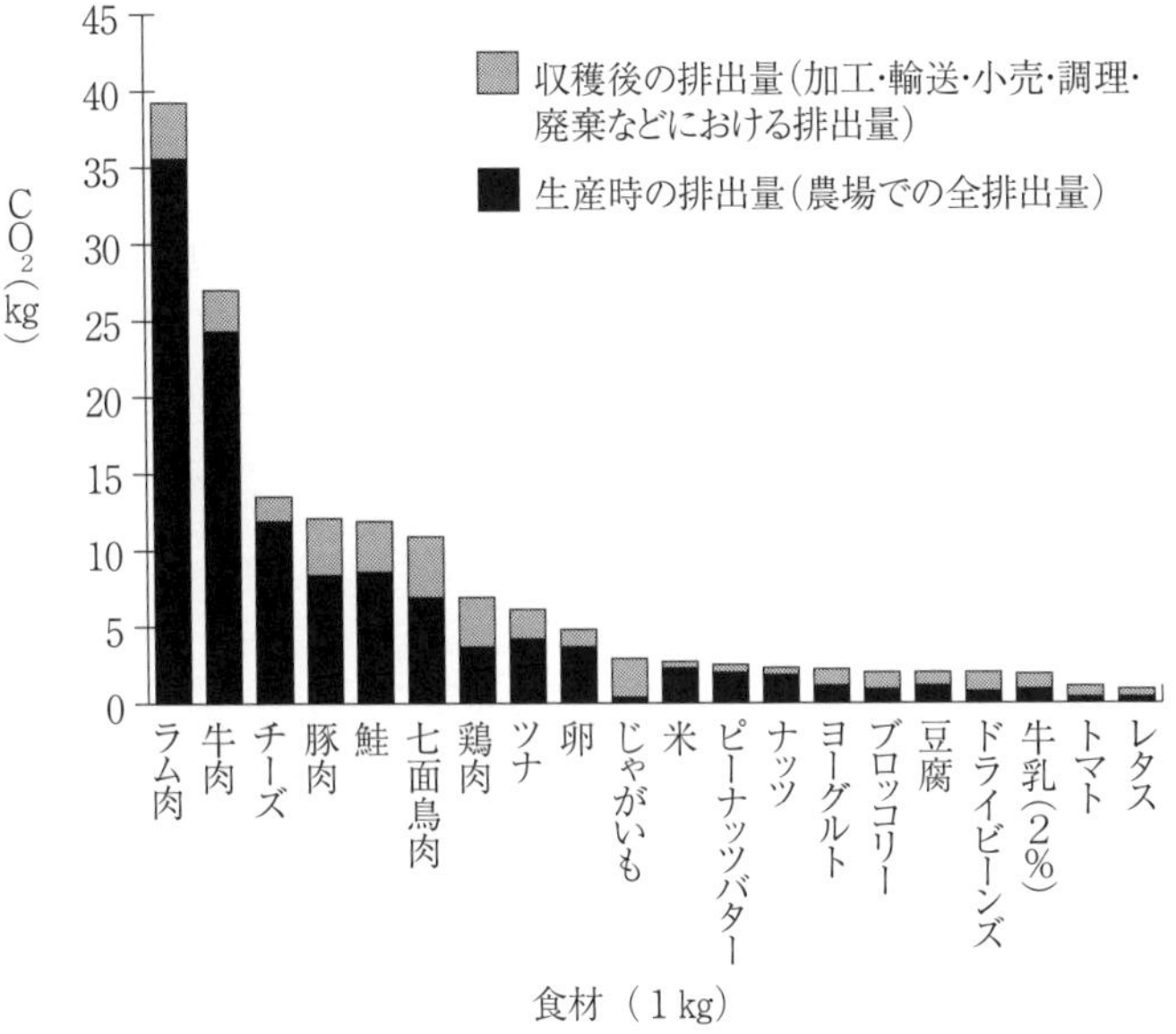

会だったことである。荷物を預けた後で私は主催者の一人を見つけ、不安を伝えた。

「環境系の催しでチーズというのは変わった選択だと思いました。特にあと一〇分したら私の講演が始まって、皆さんの食欲がなくなりそうな気がするので」

「あぁ菜食でしたか。ぶどうもあります」

「いえいえ、そこじゃなくて。炭素排出の面ではチーズほど悪いものも少ないという話でして……」

「有機なので大丈夫です」

「うーん……途中退席する人がいないことを祈ります」

計算は複雑で研究にはお金がかかるものの、食品ごとの炭素排出量（農場から加工・輸送を経て食卓に至るまでの全体量）を比較したデータは増えつつある。二〇一一年、アメリカの非営利団体、環境作業部会は、様々なタンパク源の温室効果ガス排出量に関する報告書を公刊した。[※9]食品一キログラム当たりの二酸化炭素（CO_2）排出量を比べる試みだった。案の定、トップは肉で、子羊肉が一位、牛肉が二位に上った。それなら、豚肉、鮭、七面鳥肉、鶏肉を抜いて、三位に輝いたのは？　チーズである。

チーズの罪状

チーズ一キログラムの生産は一三・五キログラムのCO_2を排出する。車で八〇キロメートルを走るくらいの量。[※11]チーズをつくるのがそんなに環境を汚染するなんて、ちょっと信じられない。どうしたらそうなるのだろう？　まず、牛に与える穀物の生産を考える必要がある。栽培には化学肥料、農薬、機械類が必要で、これらは化石燃料に頼るため温室効果ガスを生む。次に、牛は食物を消化しながら温室効果ガスのメタンを排出する。最後に、牛乳をチーズに加工しなくてはいけない。平均して、一キログラムのチーズをつくるのに一〇キログラムの牛乳を使う。ここでもエネルギーが要される。ただしその量はチーズによりけりで、熟成が短ければエネルギーの消費も少ない。また、コテージチーズのように低密度の柔らか

いチーズは、牛乳の使用量も少なく熟成期間も短いので、エネルギー消費量も小さい。それから当然、輸送も計算に入る。空輸されたチーズは地元産のものより四六パーセントも多くCO_2を排出する。一方、船での輸送ならほとんどエネルギーを使わない。[※12]

これらの統計はアメリカ一のチーズ生産地、ウィスコンシン州の工場式畜産場のデータをもとに計算している。でも、牛を放牧する小規模農家ならどうなのだろう？　あいにく、大して変わらない。放牧でもメタンは出て、小規模なチーズ生産でも工業生産と同じくらいのエネルギーが要る（下手をすると、規模の経済に頼る後者より多い可能性もある）。なら山羊のチーズは？　同じだと研究者たちは言う。[※13]

他の乳製品はどうか

他の乳製品は炭素排出量がチーズよりもずっと小さい。例えばヨーグルト一キログラム当たりのCO_2排出量は二・二キログラム、牛乳一キログラムのそれはブロッコリーよりも少なく二キログラム未満にとどまる。加えて二〇一〇年に刊行されたある研究は、各飲料の栄養価を比較して、それとCO_2排出の関係を調べた。すると牛乳は一番バランスがよく、オレンジジュースや豆乳以上だった（もちろん水と清涼飲料は炭素排出がゼロに近いけれど、その代わり栄養もない！）。[※14]

もっとも国連食糧農業機関によれば、酪農部門（牛乳、バター、クリーム、ヨーグルト、チー

ズ）の合計が、人の活動による温室効果ガス排出の約四パーセントを占める事実は動かない。[※15] この数字は生産から加工、乳製品の輸送、酪農部門に関わる食肉生産等の排出量からなる。モントリオールの研究機関エコール・ポリテクニークのチームはさらに詳しく、二〇〇六年にカナダの酪農産業はCO_2換算で九二四万七六三二トンの温室効果ガスを排出したと見積もる。これは航空産業の排出量（六二〇万トン）や採掘産業のそれ（八〇〇万トン）よりもはるかに大きい。[※16]

環境を守るなら地産地消か菜食か

三〇日間の挑戦で、ジャーナリストのマルク・アラールは地場産のものを食べるように努めた。買うのは自宅から一六〇キロメートル圏内でつくられた食べものだけ。二五〇キロメートルも行かないサンジャン湖地方でとれたジャガイモすらお眼鏡にかなわない！　アラールの試みは二〇〇〇年代初頭にカリフォルニア州で始まった運動にのっとっていた。地産地消、つまり地元の食物だけを食べて、輸送に伴うCO_2排出を減らしながら地域経済を支える取り組み。

アラールの試みの山場は、最初の地産有機食品のバスケットが届いた時だった。何が入っていたか。野菜、それに肉。「ルタバガ〔スウェーデンかぶ〕、西洋かぼちゃ、紫キャベツ、

牛乳は水の浪費

以前サンフランシスコを訪れた時、多くのカフェでこんな掲示を見た——「水不足が深刻です。水がほしい方はリクエストを」。カリフォルニア州の旱魃《かんばつ》は深刻で、外食店が各々できることに努めるのは良いに違いないものの、私はこうした掲示が人の行動にどれだけの影響を与えるのか、疑問に思わずにはいられなかった。水を飲まずに食事をするだけでは、アメリカで使われる淡水の八〜九割が農業用で、[※17]少なくともその半分が畜産用である、[※18]という不都合な真実が忘れ去られてしまいかねない。メディアがよく槍玉にあげるのはアーモンドで、実際その栽培には沢山の水を使う。ところが牛に与える飼い葉やアルファルファの栽培に使う水の量は、アーモンドの約四倍にもなる。

学術誌『環境指標』に近年掲載された研究は、豆乳生産と牛乳生産の水使用量を比べ、牛乳のそれが豆乳の三倍超であることを確かめた。豆乳一リットルに使う水が二九七リットルなのに対し、牛乳一リットルには一〇五〇リットルの水を使う。[※19]「水不足が深刻です。カフェラテには豆乳を使用しています」という掲示が現われるのはいつのことだろう……。

それにこいつ、赤大根はどうすりゃいいのか、まだ分からない（提案募集）。かたや私は大の肉好きなので、ポークジャーキーにヘッドチーズにバイソンステーキを食べるのが今から

いいのだろう？　全部有機なのは当然」[※20]。でも実際のところ、菜食と地産地消ならどちらの方が

待ち遠しい。

環境活動はほとんどが地産地消を勧めるけれど、環境面では畜産物の消費を減らすことこそが最良の効果をもたらす。実は食品がらみの温室効果ガス排出のうち、輸送によるそれはたった一一パーセントを占めるにすぎない。近年の研究は、環境のことを考えるなら毎日地産地消に励むよりも、週に一日、肉・乳・卵なしの菜食を実践する方が有意義だと説く[※21]。肉の消費を少し控えれば、アラールは珍しい海外の果物やナッツを昼食にしつつ、環境負荷を減らすことができた。いくらかサンジャン湖のジャガイモを食べてもよかった！

というわけで、牛肉や鳥肉の代わりにチーズを食べるのが環境にやさしい、というのは間違っている。それに、環境配慮を祝って有機チーズを食べるのも。問題なのは、チーズがいたるところにあること。そしてこれがいたるところにあるのは、製造元がどんな産業とも似つかない業界だからにほかならない。

出典

※1　Marc Allard, “Jour 7: La bière et les mains vides,” *Le Soleil*, December 1, 2008, http://www.lapresse.ca/le-soleil/dossiers/ changer-sa-vie/200812/01/01-806032-jour-7-la-biere-et-lesmains-vides.php.

※2 Marc Allard, "Jour 28: Du lait bio, et après? (2e partie)," *Le Soleil*, December 22, 2008, http://www.lapresse.ca/le-soleil/dossiers/ changer-sa-vie/200812/22/01-812465-jour-28-du-lait-bio-etapres-2e-partie.php.

※3 Organic Agriculture Centre of Canada, "Raising Calves on Organic Dairy Farms," July 2009, http://www.organicagcentre.ca/DOCs/ AnimalWelfare/AWTF/Dairy_calves.pdf.

※4 Jean Durocher, Francois Labelle, and Guillaume Bergeron, "Santé du pis et production laitière biologique—La clé de la stratégie: La prevention!" Valacta, September 2010, http://www.agrireseau. qc.ca/agriculturebiologique/documents/valacta_prevention_ key_f[1].pdf.

※5 Sonia Gosselin, "Démystifier le bio!" Valacta, http:// www.agrireseau.qc.ca/agriculturebiologique/documents/ D%C3%A9mystifier%20le%20bio12.15.11__.pdf.

※6 Geneviève Blain, *Recommandation de mise en marché pour les bovins de réforme biologiques,* Syndicat des producteurs de viande biologique du Québec, http://www.agrireseau.qc.ca/agriculturebiologique/ documents/Rapport%20final%2007-BIO-02.pdf.

※7 http://www.meatlessmonday.com/ を参照。

※8 Food and Agriculture Organization of the United Nations, *Livestock's Long Shadow: Environmental Issues and Options,* 2009, http://www.fao.org/docrep/010/a0701e/a0701e00.htm.

※9 Kari Hamerschlag, *Meat Eater's Guide to Climate Change and Health,* Environmental Working Group, July 2011, http://static.ewg.org/ reports/2011/meateaters/pdf/report_ewg_meat_eaters_guide_ to_health_and_climate_2011.pdf.

※10 Environmental Working Group, "Climate and Environmental Impacts," http://www.ewg.

org/meateatersguide/a-meat-eatersguide-to-climate-change-health-what-you-eat-matters/climateand-environmental-impacts/.

※11　Time for Change, "What Is A Carbon Footprint—Definition," http://timeforchange.org/what-is-a-carbon-footprint-definition.

※12　Nina Shen Rastogi, "Different Cheeses Have Varying Environmental Impacts; Sheep Cheese Is Harshest," *Washington Post*, December 15, 2009, http://www.washingtonpost.com/ wp-dyn/content/article/2009/12/14/AR2009121402880.html.

※13　Lisa Hymas, "Is Your Cheese Killing the Planet?" *Mother Jones*, August 10, 2011, http://www.motherjones.com/bluemarble/2011/08/your-cheese-killing-planet.

※14　Annika Smedman et al., "Nutrient Density of Beverages in Relation to Climate Impact," *Food & Nutrition Research* 54 (2010): 5170.

※15　Food and Agriculture Organization of the United Nations, Animal Production and Health Division, *Greenhouse Gas Emissions from the Dairy Sector: A Life Cycle Assessment*, 2010, http://www.fao.org/ docrep/012/k7930e/k7930e00.pdf.

※16　Environment Canada, *National Inventory Report, Greenhouse Gas Sources and Sinks in Canada 1990–2010*, http://ec.gc.ca/ publications/A91164E0-7CEB-4D61-841C-BEA8BAA223F9/Executive-Summary-2012_WEB-v3.pdf.

※17　USDA Economic Research Service, "Irrigation and Water Use— Background," June 7, 2013, http://www.ers.usda.gov/topics/farmpractices-management/irrigation-water-use/background.aspx.

※18　Nathan Runkle, "Cheeseburgers, Climate Change and the California Drought," *Huffing-*

ton Post, May 12, 2015, http://www. huffingtonpost.com/nathan-runkle/cheeseburgers-climatecha_b_7266354.html.

※19 A. Ertug Ercin, Maite M. Aldaya, and Arjen Y. Hoekstra, "The Water Footprint of Soy Milk and Soy Burger and Equivalent Animal Products," *Ecological Indicators* 18 (2012): 392–402.

※20 Marc Allard, "Jour 4: La rareté rend gai," *Le Soleil,* November 28, 2008, http://www. lapresse.ca/le-soleil/dossiers/changer-savie/200811/28/01-805236-jour-4-la-rarete-rend-gai.php.

※21 Christopher L. Weber and H. Scott Matthews, "Food-Miles and the Relative Climate Impacts of Food Choices in the United States," *Environmental Science and Technology* 4, no. 10 (2008): 3508–13.

神話その9

どんな業界も同じこと

酪農業界はどんな産業とも似つかない。消費者は酪農家を慕う一方、業界は強力な圧力団体としてふるまう。やがてこのロビーは経済的安定を保証する仕組みをつくりあげた。酪農業界は普通の需給ルールを逃れるのみに飽き足らず、全国屈指の宣伝屋にもなった。

私たちは世界を良い者と悪い者に分けて、農家とその伝統的な価値観を良い方に分類する。人々が農家を慕って信じ切っていることは、市場調査会社レガー・マーケティングが二〇一〇年に実施した調査ではっきりした。「一番信頼する職業は何ですか?」という質問に対し、ケベック州の人々が挙げたのは、一位が消防士、次いで看護師、郵便配達員、医師、検眼医……そして農家だった。教師、眼鏡技師、電気技師にも勝る![※1] 私たちは農家を信頼して、容易に一体感を持つ。ほんの五〇年くらい前のケベック州はまだおおよそ田舎風の社会で、土地とつながった価値に覆われていた。どこの家族にも農業生産者がいる。農業は州の誇りで、地域の社会や文化を象徴する大切な営みだった。

農家の中でも酪農家はおそらく人一倍尊敬される。かれらは「本当」の農家——小さな家族農場で一生懸命働く人々で、子供たちも手伝いを惜しまない。牛乳は私たちの土地が生んだもの、私たちの価値を高めるもの。人々が土地に抱く愛情がもとで、酪農業は一種独特の

図表9・1　州別に見るカナダの酪農場と牛の飼育頭数（2012年）

州	酪農場戸数	乳牛飼育頭数	酪農場1軒あたりの飼育頭数
ケベック	6,281	368,000	59
オンタリオ	4,137	322,900	78
アルバータ	592	90,000	152
ブリティッシュ・コロンビア	512	71,500	140
マニトバ	344	44,500	129
ノバ・スコシア	245	21,800	89
ニュー・ブランズウィック	219	18,700	85
プリンス・エドワード島	200	13,200	66
サスカチュワン	182	29,000	159
ニューファンドランド	34	5,700	168
合計	12,746	985,300	77

産業になっている。

でもゴムの長靴をはいた田舎の農夫というイメージを超えて、酪農業界は利権の保護と利益の最大化に努める。年間収益の水準を落とさず、商品売上げを伸ばすために業者は奮闘する。酪農業界は国内屈指の圧力団体でもあって、牛乳を普通の市場原理から逃れた特殊な商品にまでしおおせた。

安定を築く

一九三四年につくられたカナダ酪農家組合（DFC）は明確な使命を掲げる。「DFCは今日と明日のカナダ酪農業のため、安定した環境を整えることに尽力します。国内酪農家の競争力を高め、乳製品とその健康効果を宣伝する政策を支えます」[※2]。ここでのキーワードは「安定」。酪農部門

は普通の取引規約に縛られない。ＤＦＣはこれまでどんな民間部門も果たせなかったことを成し遂げた――外部との競争から隔てられた市場をつくったのである。ＤＦＣのいう安定とは、決まった額の収益が保証されていることを指す。

供給管理

収益の安定を実現すべく、酪農業界は世にも稀な変わった仕組み、供給管理を立ち上げた。生産調整と共同販売を組み合わせ、自由市場を経ずに国内需要を満たすというのがその内容になる。

供給管理の代表的な擁護論によれば、この仕組みは需給バランスを適切に保つという。一九七〇年代にこのプログラムが敷かれる前は、市場が自由で、各酪農家が好きなように生産をしていた。当然これは供給過剰に至って、生産者は価格下落のあおりを受ける。供給管理は幾分かのバランスをもたらした。もう生産過剰はなく、価格は安定する。その後、この仕組みは家禽《かきん》業界、卵業界にも取り入れられた。全体ではカナダの農産物の二〇パーセントが供給管理システムにのっとってつくられている。※3

二つの機関が全てを管轄する――連邦政府はチーズその他の製品に加工される牛乳の量（全体の六〇パーセント）を、州政府は液体の牛乳を。生産枠システムは需要予測をもとに月ごとの生産予定量を定める。この生産枠はいわば酪農家が購入する「生産権」に当たる。生

産枠がなければ酪農は営めない。つまり業界は参入障壁に守られている。誰かがただ牛を買って牛乳を売って酪農家になる、というわけにはいかない。酪農をやりたい者は何より先に生産枠を、売る意志のある農家から購入しなければならず、そのためのお金を工面しなければならない。

そしてここにこの仕組みの大きな問題がある。生産枠の購入費は高い。牛一頭につき約二万五〇〇〇ドルもする。[※4]この業界に仲間入りしたければ、数十年にわたって借金を負うことになる。代わりに生産枠は安定した収入を保証する。生産者に支払われる額はカナダ酪農委員会が客観的な見地から、生産費用を踏まえて決定する（基本的に価格の五〇パーセント）。[※5]農家はその後、販売・流通を手がける組合に牛乳を売る。ケベック州ではケベック州酪農家連合（ＦＰＬＱ）がその組合で、ここは専業農家の団体、農業生産者組合（ＵＰＡ）の傘下にある。

加えて、輸入される乳製品には高い関税がかかる。スキムミルクなら二〇二パーセント、バターなら二九八パーセントで、チーズ、ヨーグルト、アイスクリーム、全乳はその中間。[※6]そんなわけで輸入品はとても高くなるから、国内業者が有利なのは言うまでもない。

酪農家はグローバル化と政府の国際合意を恐れている――それが供給管理システムと保護市場を揺るがすのではないかと。業界は繰り返し国や州政府に支援と保護を要請し続けてきた。

ケベック州の牛乳生産——重要な数字

ケベック州にはおよそ六三〇〇人の酪農家がいる。これはカナダの全農家の約半分。[※7] 二〇〇九年に牛乳生産は約二万五〇〇〇人の雇用を、加工施設は約八五〇〇人の雇用を創出した。[※8] 酪農業界が一つの会社なら、ケベック州で最大級の雇用主になる(一位はデジャルダン・グループ〔金融協同組合〕で三万九〇〇〇人、二位はメトロ〔モントリオール地下鉄〕で三万二〇〇〇人)。[※9]

固定価格

小売店はレタスやシリアルやハムの価格を自由に決められる。ところが牛乳はそうはいかない。ケベック州では農産物・食品販売公社が牛乳の小売価格を設定する決まりで、これは一九三五年からそうなっている。公社が最高価格と最低価格を決めて、小売店はそれにしたがう。コストコで一リットル〇・五〇ドルの激安の牛乳を目にすることはない。

このやり方は牛乳価格を安く保つから消費者にとって得じゃないかと思うかもしれない。でもそれはどうだろう、と疑問を呈する解説者もいる。ゲルフ大学のシルヴァン・シャルルボアは、価格設定が一方的だと考える。「生産・流通・小売費用は勘案されますが、消費者の購買力は考慮されません」。[※10] 法律も消費者を無視して特定の産業をひいきにする。牛乳価

格は用途によって決められる。例えば冷凍ピザの調理施設は、政府の特別許可で、ピザ屋よりも安くチーズを仕入れることができる。[※11] レストラン経営者はこれに怒って、近ごろ牛乳価格の規制撤廃を求めるキャンペーンを行なった。[※12]

例外はいわゆる「付加価値」牛乳で、これはパックや袋の形以外で売られる牛乳の全てを指す。酪農業者が種々様々な味付きミルクやロングライフ牛乳〔長期保存ができる牛乳〕をつくりたがるのは大体このためで、そうした商品は今や売上げの四五パーセントを占める。[※13]

保護された名称

食品医薬品規則のもと、「乳《ミルク》」という語は保護されている――この言葉は「牛の乳腺から得られる通常の乳様分泌物」を指す時にのみ使える。牛以外の乳についてはラベルに動物名を書かなくてはいけない。植物性のミルクなら別の呼称を使うことが求められる。なので「豆乳《ソイミルク》」を売ってはダメで、それは「大豆飲料」と名づける。でもなぜか、ココナッツミルクの改称を求める業者は一人もいない！

搾り取れ

二〇一〇年に、ケベック州民は二〇億ドル以上を生乳製品に使った。これは食料支出全体

ミルク飲んだ?

アメリカの生産者は牛乳一〇〇ポンド〔約四五キログラム〕につき一五セントを「全米酪農チェックオフ」として納入する[※14]〔チェックオフは天引きの意〕。このうち一〇セントは地域チェックオフ、五セントは全米チェックオフに回されて[※15]、乳製品の宣伝、新製品の開発、栄養教育に使われる。

一九九五年に、アメリカ政府は非営利法人・酪農管理協会を創設した。その使命は乳製品の消費をうながすべく、「消費者が望む商品を、ほしい時、ほしいところに提供する」こと。酪農管理協会の年間収益は約一億三六〇〇万ドルで、大部分は全米酪農チェックオフに由来する。対して、健康な食事をうながす栄養政策促進センターの年収は六五〇万ドルにしかならない[※16]。

酪農管理協会は「ミルク飲んだ?」キャンペーンで学生に矛先を集中させ、牛乳消費の減少を遅らせることに成功した。ファストフード・チェーンと組んでチーズの販売促進にも血道を上げた[※17]。

の一五パーセントにもなる[※18]。多くの産業が財政難に陥る中、酪農業界は市場が比較的安定していて何よりだろう。もっとも、変化がないわけではない。牛乳消費は減っていて、それをチーズとヨーグルトの売上げ増が相殺するようになった。

乳製品市場は二〇億ドル規模で、明らかに膨大な数の消費者を巻き込んでいる。この規模はカナダ全土のテレビ・映画市場に匹敵する。そうしてみると、消費者への影響力がかなめになる。図表9・2が示すように、乳製品の宣伝費は国内で食品やノンアルコール飲料の販売促進に投じられる費用の三割近くを占める。※19 カナダの酪農業界は年間一〇億ドル以上を宣伝に割く――これは携帯電話会社すべてを合わせた宣伝費の約半分に相当する。他の食品部

図表9・2　カナダにおける食品・飲料の宣伝費（アルコールを除く）

乳製品	26%
甘菓子	13%
肉、卵、魚	6%
ソース、ディップ	6%
ジュース	5%
茶、コーヒー	5%
野菜	5%
ピザ	4%
スナック	4%
ブランディング	3%
メイン料理	3%
パスタ	2%
オイル、調味料	2%
デザート、砂糖	2%
清涼飲料	2%
スープ	2%
マーガリン	2%
シリアル、パンケーキ、ワッフル、マフィンなど	2%
エナジードリンク	2%
米	1%
トルティーヤの粉	1%
果物	1%
ピーナッツバター	1%

Nielson,2011

図表9・3　カナダにおける乳製品の宣伝費
（2011年）

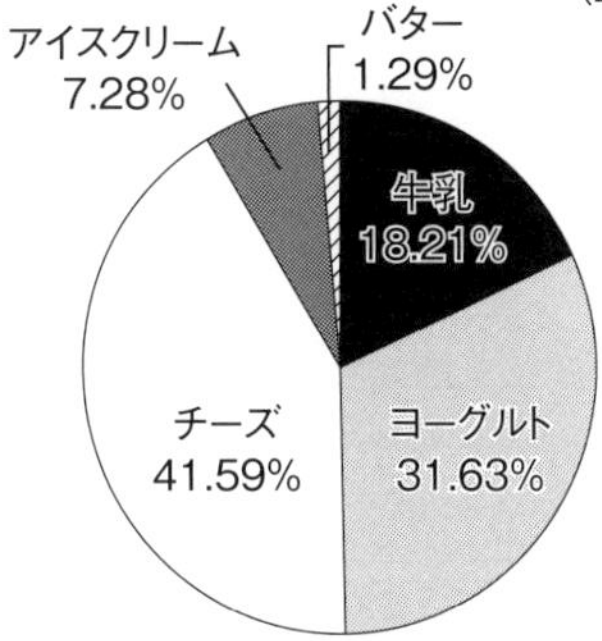

Nielson,2011

門と比べるとさらに凄い。果物と野菜の宣伝費は全体のたった六パーセントで、乳製品以外の動物性食品も同じくらいに留まる。

この費用のおよそ一五パーセントは酪農家団体が受け持つ。残り八五パーセントは大手の加工会社が、それぞれのブランド（アグロプール、パルマラット、サプトなど）を売り込むために使う。それと興味深いのは、カナダでとりわけチーズに沢山の宣伝費が投じられることで、その額は酪農業界の宣伝費の四二パーセントにもなる。[※20]

供給管理はこんな形で、カナダの酪農業を他に例のない産業としている。経済的な観点から是非を判断するのは難しい。けれど、それが動物福祉に影響することは考えられる。儲けを増やしたければ費用を削る以外にない。となれば酪農家が牛をつなぐ鎖を長くしたがらないのも納得がいく。農家にとって等式は簡単——出費が増えれば儲けは減る。牛が外に出られて生産性が落ちれば、農家は収益を失う。

最後に、酪農業がどんな産業とも違うのは、原料とされるものが他とはまるで違うから。牛は生産手段であるとしても、決してそれだけじゃない。彼女たちは生きものであって、一定の尊重を受けなければいけない。にもかかわらず、酪農業界は牛乳を何でもない商品のように、果物やジュースと変わらない普通の生産物のように売る。哲学者たちは時おり、経済市場に載せてはいけないものとして、どんなものがあるかを問う。たぶん多くの人は、血や人の臓器は商品ではないのだから売買すべきではない、という意見で一致すると思う。牛乳をそのカテゴリーに分類すべきかは分からない。ただ分かるのは、意識と快苦がある生きものを、同意もなく大規模に搾取する営みは、決してほかに例のない産業だろうということである。

出典

※1　Jean-Marc Léger, "Le baromètre des professions," *Le Journal de Montréal*, September, 29, 2010.

※2　Dairy Farmers of Canada, "About Us," http://www.dairyfarmers. ca/who-we-are/about-us.

※3　William B. P. Robson and Colin Busby, "Freeing up Food: The Ongoing Cost, and Potential Reform, of Supply Management," *C.D. Howe Institute Backgrounder* 128 (April 2010), https://www. cdhowe.org/sites/default/files/attachments/research_papers/ mixed/back-

grounder_128.pdf.

※4 Groupe Ageco, "Prix du quota de lait par provice, Canada, 2004/2005 a 2010/2011," http://www.groupeageco.ca/fr/pdf/ stat/PQ4.pdf.

※5 GO5, "WTO and Agriculture—Supply Management," http:// www.go5quebec.ca/en/gestion.php.

※6 Mark Milke, "Canada's Food Cartels versus Consumers," *Fraser Forum* (May/June 2012): 31–33, http://www.fraserinstitute.org/ uploadedFiles/fraser-ca/Content/research-news/research/ articles/canadas-food-cartels-versus-consumers.pdf.

※7 Canadian Dairy Information Centre, "Number of Farms, Dairy Cows and Heifers," http://www.dairyinfo.gc.ca/index_e. php?s1=dff-fcil&s2=farm-ferme&s3=nb.

※8 Eco Ressources Consultants for Dairy Farmers of Canada, *The Economic Impact of the Dairy Industry in Canada*, March 2011, http://www.dairyfarmers.ca/content/download/1088/8440/ version/5/file/EcoRessourcesDFC2011-Economic-ImpactCanada.pdf.

※9 "Les 500 plus grandes entreprises du Québec 2009," *Les Affaires*, July 1, 2009, http://www.lesaffaires.com/archives/generale/ les-500-plus-grandes-entreprises-du-qubec-2009/503053.

※10 "Hausse des prix du lait," ICI Radio-Canada, February 1, 2011, http:// www.radio-canada.ca/nouvelles/Economie/2011/01/31/011prix-hausse-lait.shtml.

※11 Isabelle Lessard, "Le prix du lait irrite," *Agricom* 29, no. 7 (November 16, 2011), http://journalagricom.ca/le-prix-du-lait-irrite/.

※12 Sharon Singleton, "Les restaurateurs dénoncent le prix élevé du lait," TVA

Argent, October 12, 2011, http://argent.canoe.ca/lca/ affaires/canada/archives/2011/10/20111012-180422.html.

※13 Gaétane Gôté and Félicien Hitayezu, *Dépenses alimentaires des Québécois: dans le commerce de détail en 2013*, Ministère de l'Agriculture, des Pêcheries et de l'Alimentation du Québec, http://www.mapaq. gouv.qc.ca/fr/Publications/DepensesalimentairesACNielsen.pdf.

※14 Dairy Management Inc., "DMI and the Dairy Checkoff," http:// www.dairy.org/about-dmi.

※15 Maine Dairy Promotion Board / Maine Dairy and Nutrition Council, "For Farmers," http://drinkmainemilk.org/for-farmers.

※16 Michael Moss, "While Warning About Fat, U.S. Pushes Cheese Sales," *New York Times*, November 6, 2010, http://www.nytimes. com/2010/11/07/us/07fat.html.

※17 Ibid.

※18 Ibid.

※19 レストラン、食料雑貨、アルコールを除く。

※20 A. C. Nielsen, *Dépenses de l'industrie laitière*, 2011.

神話その10　チーズなしじゃ生きられない

チーズには人をとりこにする力がある。私たちは生まれつきの気質で脂肪を求め、豊かで刺激に富む風味の食べものを欲する。さらにチーズは様々な麻薬成分も含むという。けれどすべての依存症と同じく、チーズから離れることも不可能じゃない。

ある友人が、にきびに顔を覆われて絶望している旨《むね》をフェイスブックで打ち明けた。「私の顔に最後通告――にきび治療薬アキュテインを本気で検討します」。フェイスブックでつながっていた私はいくつかのリンクを紹介した。この話題にはちょっと関心があったので、リンクは乳製品の消費と（にきび等の）ホルモン異常に関する研究へと飛べるものを選んだ。それと試しに数週間、乳製品をやめてみることを提案した。それで様子を見たらどうか、と。

「つまりチーズもやめるってこと?」

「うん、もちろん」

「山羊のチーズも?」

「そうね……」

「できる気がしないわ」

多くの人と同様、この友人もチーズなしではいられないと確信しているようだった。肉・乳・卵なし? それならいける。でもチーズなしは? 無理。健康、環境、動物倫理など、

チーズをやめるべき理由は沢山あっても、これなしで暮らすのは至難のわざらしい。かくいう私も数年前は同じ考えだった。今ではとろとろブルーチーズのかかったパンがなくてもワインボトルを飲み干せるようになったものの、まだ時おりチーズがほしくなったりもする。これはどうしてなのだろう?

習慣の力

人は自分の食べるものを選ばず、みずからの選択でチーズを愛するのでもない。もちろん、レストランや食料品店では特定の食品に対する好みが表われる。でも根本のところで人には生まれつきの気質があって、ものを選ぶ前からすでに何を選ぶかが決まっている。例えば脂肪と砂糖の好みは普遍的にみられる。

心理学者のポール・ローズィンは、現在とは全く違う環境の中で、人の生物学的な気質が発達したいきさつを説く[※1]。更新世の狩猟採集民が暮らしていた二五〇万年前から紀元前一万年の世界では、食べものが乏しく種類も少なかった。食料が見つかっても脂肪分と糖分はほとんどない。食べていくための努力は膨大で、寿命は短かった。脂肪に富む肉や甘い果物が得られたら迷わず食べる。なにしろ生存が懸かっていた。こうして、進化によって選ばれたのはこの環境に適した味覚だった。私たちの味の好みは、この狩猟採集民の祖先と変わらな

い。

今日では環境がまるで違う。脂肪や砂糖がほしいなら店に行けばいい。けれども私たちには祖先と同じような舌と脳が具わっている。脂肪と砂糖に富む食物への愛は、不要になった今も消えていない。

チーズは脂肪分が多い。そういう意味では、一〇〇グラムのロックフォール・チーズには三一グラムの油脂が含まれている。そういう意味では、西洋人がチーズを好むのは「自然」なことで、現にチーズは強く味覚に訴える。一方、これで人々が緑色野菜に惹かれない理由も説明がつく。そういうものは自然界に遥かに多くあるから。もっとも、ある種の食品が好きだから、ほしいからといって、それが健康にとって一番とはかぎらない。

香りの問題

言うまでもなく、人はおいしい食べものを好む。けれど食べものの風味は舌が感じ取るものではない。私たちは香りを吸うことで食べものの風味を知る。そんな自覚はなしに、人は食べものを噛んで飲み込みながら、口の奥と鼻腔に小さな香りの塊を送る。食べものの香りはこうして、舌が感知した味を覆う。そもそも人の味覚は原始的で、五つの味しか区別できない（甘味・塩味・酸味・苦味・旨味）。それ以外は全て鼻腔の奥で感じ取られた香りから生

じる。

『美味しさの脳科学――においが味わいを決めている』と題した本[※2]で、神経生物学者のゴードン・M・シェファードは嗅覚の働きを説明する。例えば人の脳はあらゆる匂いから複雑なイメージをつくり上げる。これは感情と結び付いていて、その感情が行動の動機を形づくる上で大きな役割を果たす。とりわけ、この感情に動かされた人は、ある種の食べものを得ようと一生懸命になる（「感情《エモーション》」という言葉がラテン語のmotio、つまり「運動、動作、動く行為」を表す語に由来するのは面白い）。

風味ゆたかな食べものに惹かれるのは自然で、つまらない食事を前にした人は、もっと刺激的な風味のものを食べたくなることが知られている[※3]。だからチーズを豆腐に替えても脳は喜びそうにない。チーズが食べられなくなると喪失感があるのはそのせいだろう。

チーズのモルヒネ？

カフェイン、ニコチン、アルコールと同じく、チーズのようなありふれた食品で依存症になることはありうる。実際、チーズの複雑な風味には中毒性があるかもしれない。ただそれとともに、チーズには様々なモルヒネ類の成分が含まれているともいわれる。製造時の発酵で、モルヒネのような鎮痛作用があるタンパク質のカソモルフィンがつくられることは何年

も前から知られている。[※4] 牛乳を飲んでもカソモルフィンがつくられる——牛乳の主要タンパク質であるカゼインが消化過程で分解されると、ちぎれたアミノ酸がつながってカソモルフインになる。さらに、牛乳には牛が自然につくる「純粋」なモルヒネも少量ながら入っている。[※5] そしてモルヒネは依存症につながる。『食品の誘惑を打ち破る』[※6] の著者、ニール・バーナード博士は、これがチーズにとり憑《つ》かれる一大原因だとみる。

ただし、この問題については意見が割れていることも注意しておきたい。ヨーロッパ食品安全局（ＥＦＳＡ）は二〇〇九年の報告書で、カソモルフィンが腸の壁を通り抜けて血管に達し、血液脳関門を越えると断言するには証拠が足りないと述べている。[※7]

依存症は身体的なものだけじゃない

食品の依存症になって抜け出したいと思ったら、体が震えたり口が乾いたりといった離脱症状期間を経ることになる、と考える必要はない。ニール・バーナード博士によれば、食品依存症はギャンブル依存症に似ている。患者は何が何でもギャンブルがしたくて危険さえ冒すけれども、カジノが閉店になったら身体的な禁断症状に襲われるとはかぎらない。それと同じで、チーズの依存症になったら皿が空になった時に冷や汗が出てくる、ともかぎらない。[※8]

心理的な依存症でも身体的なそれでも、麻薬物質が脳のオピオイド受容体を刺激して快感を引き起こす。依存症になると脳は継続的な刺激を求めるようになる。

禁欲主義から脱搾取へ

ビーガン食（あらゆる動物性食品を避ける食生活）の歴史を調べてみると、人類は大昔からチーズ（と牛乳）のとりこだったことが分かる。ベジタリアン（肉を避ける人）はいつの時代にもいたらしいのに対し、乳や卵も避けるビーガン食の痕跡は中々見つからない。それならどんな人々が最初にチーズを拒んだのだろう？　それを私は、ベジタリアン食の歴史を研究するレナン・ラルーに尋ねた。[※9]

「長いベジタリアン食の歴史の中で、ベジタリアンが何より批判の矛先を向けたのは肉でした」とラルーは答えた。「肉とともに乳も控えるというのは主に宗教集団や哲学集団の実践で、この人々は別の原則、禁欲主義にのっとっていました。西洋ではごく最近まで、ビーガン食は極端な行為、一種の苦行とみられていました」。現についこの前まで、乳製品をやめる決断は魂の向上をめざし肉体的快楽をなげうつ行為を意味した。今日でも一部の宗教信徒は、「断食」期間にビーガン食を励行する。

宗教実践を脇において倫理面を考えると、牛乳こそが人々をビーガン食ではなくベジタリアン食に留めた要因だったと分かる。ラルーいわく、「大昔からベジタリアン食の推進者たちは、無垢な牛たちが人のためにしてくれる労働に光を当てることで、その殺害の残虐さと

恩知らずを強く訴えました。この人々にとっては、牛が乳を与えてくれるということが、むしろ敬い、つまり牛を食べてはならないとする根拠になりました。牛に良くするのは借りを返しているわけで、ある種の契約義務に当たります」。

動物がいない暮らしを考えるなら、まずそのための技術を育てる必要がある。古代にはトラクターも化学肥料もなかったから、人間は牛の力に頼った。この時には、牛のいない人間社会はユートピアですらなかった——そんなものは誰も考えたことがない！　唯一考えられる解決策、つまり人が動物たちにしてやれる精一杯のことは、彼らの肉を食べないベジタリアン食の実践、そして敬いある扱いに尽きた。

今では状況が違う。

動物たちを食べず、搾取せずとも人は生きていける、という考えは、まだマイナーではあっても、広がりつつある。「ビーガン」という言葉が生まれたのは二〇世紀中頃のイングランドで、ベジタリアン協会の会員らが、乳製品と卵を食べないベジタリアンたちの団体をつくろうと提案したのがきっかけだった。

ビーガン協会は一九四四年に発足する。現在でもこの協会は、衣食その他のためのあらゆる動物搾取や動物虐待をできるかぎり排する生活スタイルを、脱搾取《ビーガニズム》の定義とする。※10 多くの脱搾取派《ビーガン》にとって、この選択はベジタリアン食の理念を論理的に突き詰めた結果にほかならない。

図表 10・1　１人当たりの乳製品摂取量（カナダ、年当たり）

	1990 年	2000 年	2010 年
牛乳（ℓ）	95.47	88.22	77.98
クリーム（ℓ）	5.25	6.83	8.21
ヨーグルト（ℓ）	2.91	4.59	8.28
アイスクリーム（ℓ）	10.51	8.63	5.51
バター（ℓ）	2.71	2.99	2.69
チーズ（kg）	10.45	11.85	12.45

チーズがほしい！

脱搾取派《ビーガン》はまだ少数だし、酪農業界が利益を手放す気はない。それに酪農業界は私たちがチーズにやみつきなのも分かっている。ニール・バーナード博士の話では、カナダ酪農家組合のアメリカ版に相当する酪農管理協会は、生地にチーズを詰めたピザハットの「アルティメット・チーズ・ラバーズ」ピザの開発を後援したという。さらにバーガーキングとも提携して、すべてのバーガーにチーズを含ませた[※11]。

ケベック州では地元産のチーズを宣伝する広告キャンペーンが、生理的なだけでなく感情的なチーズ愛を育ててきた。今ではチーズが、いちごにもりんごにもメープルシロップにもまして、ケベック州民一番のお気に入り地場産物になっている[※12]。牛乳とアイスクリームの売上げは以前から落ちている一方、チーズの売上げは絶好調。カナダ人の平均チーズ消費量は、一九九〇年に一人当たり一〇・四五キログラムだったのが、二〇一〇年には一二・五四キログラム

に、二〇一四年には少し落ちて一二・〇二キログラムになった。[※13]

習慣を変える

健康面からであれ倫理面からであれ、チーズ依存症を克服するのはやさしくない。以下にそのためのちょっとしたアドバイスを付しておきたい。

食べものとの関わりは社会的な側面が大きい。伴侶や友人や子供など、誰かと一緒に食習慣を変えようとすれば成功率は上がる。

・食生活を変えたら、周りから「危ないんじゃない？」と言われるかもしれない。これは全然不思議じゃなく、むしろ普通で、現に食生活を変えるなら注意した方がいい。チンパンジーの子供が、群れにとってなじみのない果物を手にしたら、母親か姉が警戒してそれを取り上げる——果物が毒だからではなく、リスクを避けたいから。私たちが食を変えたと言えば、友人や家族はしばしば同じような反応をみせる。心配してくれているんだと思えばいい。

・乳製品を断つと決心したら、家族のためにチーズ入りの料理をつくるのはやめよう。代わりに、自分が食べるチーズなしの料理をみんなで分けるのがいい。他の人々を愛して

いる証拠に、その人々が好むものを作ろうと頑張るのは珍しくない。でも健康的な料理を作るのだって愛情表現になる！

・打ち明けよう！　私が乳製品を断つと決心した時、同僚にそれを話すかどうかで少し迷った。今ではそれを後悔している。最終的に事情を話すと、ほとんどの人は応援してくれた。ランチの場所選びに際しては、ここなら食べられるものがあるかと、まめに私に確認してくれる。人の家に招かれた時も要領は変わらない。自分だけ違うものを食べてもいいけれど、家の人を手伝って、自分に合うものをつくることもできる。

・二度とチーズは食べない、とは言わないで、「ズル」の余地を残しておこう。目標は最善を尽くすこと。完璧になることじゃない！[※14]

・話題を変えよう！　食を変えれば周りの人が興味を示すかもしれない。でもその理由を何度も何度も説明するのは面倒になることもある。食の選択は個人のもの。牛乳反対を唱える活動家になって、それだけに話を絞る必要はない。

出典

※1　Paul Rozin, "Human Food Intake and Choice: Biological, Psychological and Cultural Perspectives," in H. Anderson, J. Blundell, and M. Chiva (eds), *Food Selection: From Genes to Culture* (Paris: Danone Institute, 2002), 7–24.

※2 Gordon M. Shepherd, *Neurogastronomy: How the Brain Creates Flavor and Why It Matters* (New York: Columbia University Press, 2012).

※3 Ibid., 166.

※4 E. Sienkiewicz-Szłapka et al., "Contents of Agonistic and Antagonistic Opioid Peptides in Different Cheese Varieties," *International Dairy Journal* 19, no. 4 (April 2009): 258–63.

※5 E. Hazum et al., "Morphine in Cow and Human Milk: Could Dietary Morphine Constitute a Ligand for Specific Morphine (mu) Receptors?" Science 213, no. 4511 (August 28, 1981): 1010– 12.

※6 Neal D. Barnard, *Breaking the Food Seduction: The Hidden Reasons Behind Food Cravings And 7 Steps to End Them Naturally* (New York: St. Martin's Press, 2003).

※7 European Food Safety Authority, "Review of the Potential Health Impact of β -Casomorphins and Related Peptides," *EFSA Scientific Report* 231 (January 29, 2009): 1–107.

※8 Neal D. Barnard, op. cit.

※9 レナン・ラルーとのEメール交換より（二〇一二年七月）。ラルーの著書にはほかに『菜食主義とその敵たち』（*Le végétarisme et ses ennemis*, Paris, FR: PUF, 2015）がある。

※10 The Vegan Society, "Definition of Veganism," http://www.vegansociety.com/try-vegan/definition-veganism.

※11 Neal D. Barnard, op. cit., 69.

※12 La Presse Canadienne Montreal, "Le fromage, produit local préféré des Québécois," *Le Soleil,* February 28, 2010, http://www. lapresse.ca/le-soleil/affaires/agro-alimentaire/201002/28/014256112-le-fromage-produit-local-prefere-des-quebecois.php.

※13　Canadian Dairy Information Centre, "Consumption of Dairy Products," http://www.dairyinfo.gc.ca/index_e.php?s1=dfffcil&s2=cons&s3=conscdn.

※14　Neal Barnard, op. cit からヒントを得た。

むすび

　この本を一頭の牛にささげたい。ナンバー67の番号を付されたそのジャージー牛は、黒い瞳と優美なまつげを具えた美しい褐色の女性で、ギリシャの女神ヘラを思わせた。ジャージー牛ナンバー67と出会ったのは数カ月前の農業祭。その姿が私の目をとらえたのは、他の牛たちが比較的おとなしかった中で、彼女が仲間と揃って歩くことを拒んでいたからだった。彼女はロープを引っぱり、横腹を打つ棍棒《こんぼう》さえも恐れない様子だった。ロープを引いて動こうとしない。それが目についたので、私は立ち止まって彼女を見た。この時、農業祭のまっただ中で、素朴な疑問が頭をよぎった――彼女は何をしているんだろう？

　このジャージー牛がそこにいたのは、私たちが牛乳を飲むのは自然だと信じているから。けれど牛乳が飲まれだしたのは最近のことで、始まりは農業が誕生した頃、つまり一万年ほど前にすぎない。しかも人が牛の乳を飲めるようになるには適応進化が必要で、遺伝子の一部が変異しなければ消化はできなかった。現在でも、大人になって牛乳を消化できるのは、おもにヨーロッパやアフリカの遊牧民を祖先とする人々に限られる。この小さな集団は世界

人口のせいぜい二五パーセントしか占めない。

そのジャージー牛がそこにいたのは、私たちが牛乳は骨の健康と骨粗鬆症の予防に必要だと信じているから。でも強い骨をつくるのに必要なのは牛乳じゃない。必要なのはカルシウムとビタミンDと健康な生活で、カルシウムなら色々な植物から摂取できる。牛乳は必需品からはほど遠い――そこには私たちの健康を害するホルモン、アレルゲン、コレステロール、飽和脂肪酸、カソモルフィン、農薬が含まれている。

さらにこのジャージー牛がそこにいたのは、酪農業界が人々に牛乳の必要性と利点を信じ込ませようと、研究に資金を投じているから。彼女がそこにいたのは、私たちがチーズは地球温暖化の大きな原因だという事実を無視したがるから。酪農業者が人々を牛乳とチーズに溺れさせようと宣伝キャンペーンに投資しているから。私たちと乳製品の関係が神話をよりどころにしていて、そこでは事実が無視され快楽が優先されるから。

ジャージー牛ナンバー67と、畜舎にたたずむ何百万頭もの彼女の仲間が存在するのは、ただ私たちの快楽のため。この牛たちが存在するのは、乳液めあてで彼女らを利用して最後は肉用に殺すのが私たちにとって便利だから。けれど、牛たちが乳を出すのは、私たちが強いるからだということを忘れてはいけない。彼女たちは生涯の大半を、檻につながれ、絶えずはらまされ、生まれたばかりの子という子を奪われながら過ごす。飼い葉と大豆飼料を金に換えるだけの機械へとおとしめられた彼女たちが、悲惨な四年間の後に向かう先はただ一

つ、屠殺場という終点。心身に苦しみを負いながらも、法律の保護は何一つない。つきつめれば、そのジャージー牛がそこにいたのは、私たちがシリアルを食べながら彼女の痛みを忘れ去ることにこの上なく秀《ひい》でているからだった。

どこに自然で必要で普通なものがあるだろう――私たちは怖気立《おぞけだ》って、これは違うと感じているというのに。

＊＊＊

私には、牛乳摂取を肯定する道徳的な理由は一つも思い浮かばない。私の仕事を知る人は、私が何年も前から脱搾取派《ビーガン》であることも知っている。それに私が他の人々と同様、もとは何だって食べていたことも――しかも無自覚な肉食者だったことも！　その後、私は一種の「セミ・ベジタリアン」になって（まだ魚は食べていた）、さらに後で完全なベジタリアンになった。そしてついには、肉に反対する理由が動物性の食べもの全てに当てはまることに気づいた。今のままでいい、と考えるのは無理だった。初めは、一切の動物性食品を断つというのがとても極端に思えた。今ではそれが理に適うと思える。それはただ、知識と行動を一致させるだけのことなのだから。

習慣を変えるのは簡単じゃないし、人によってはゆっくり段階的に進めていく必要がある

かもしれない。ただ、牛乳についてこれまでに学んだことを踏まえるなら、その段階も別の形がありうる。「なるべくビーガン食」から始めるというのはどうだろう？　つまり、肉と乳製品を同時に減らしていくことも考えられる。多くの面で、これは普通のベジタリアン食よりも良い妥協案かもしれない。あるいは社会が肉なし月曜日だけじゃなく牛乳なし火曜日を勧めてもいいはず。

動物倫理の議論に深く共感する私は、人々が不要な苦しみを生まない生活を模索してくれたら、と願う。バターやジューシーなステーキを恋しがらずにビーガン食で満足することは可能、というより、ビーガン食は最高の伝統料理と肩を並べるほどの、独創的なおいしいメニューになる。それに、完璧は無理に思えても、また動物性タンパク質がゼロの生活はユートピアに思えても、試してみる価値がないということにはならない。私たちは、罪なき生きものたちに代償を負わせずとも人生を楽しめる。

動物倫理と環境保護の面で、酪農業の行ないが誇れたものではない、という点は本書で示せたと思いたい。ただこの本を書いていて、私自身もこれまで考えたことがなかった事実を知った。牛乳摂取が健康におよぼす悪影響はその一つだった。程度の差はあれ多くの研究が、アレルギー反応や様々な癌、心臓病、肥満といった健康問題と牛乳摂取のつながりを実証している。

もちろん牛乳は毒じゃない。でも、なしで済まない食べものでもない。人間は生きるため

に、離乳後もなぜか他の動物のお乳を必要とする動物なわけではない。酪農業界が信じ込ませたがっていることとは違い、私たちは牛乳なしでも生きていける。それで何の問題もないどころか、おそらくその方が健康でいられる。牛乳は業者が言うような魔法の飲みものではない。

＊＊＊

これは争えない――習慣は私たちの中に深く染み入っている。そして酪農業界に付きしたがうなら、話はいくらでもややこしくできるし、神話を維持することもできる。大金がつぎ込まれた宣伝はテレビの電波と新聞の紙面を占領する。とても頭のいい人たちが雇われて、人々の共感を誘い、私たちの欲望をしたがえ、大衆を習慣のうちに留めておくための妙案をひねり出す。それに牛乳の宣伝が往々にしてとても魅力的なのも事実。

でもそれは立派な思考とはいえない。私たちは信じるよりも考えることを学ぶ必要がある。あえて自分の価値観を主張すること、ほかの人たちに自分の選択を支配させないこと、勇気を出して群れと違う行動をとること――ジャージー牛ナンバー67のように。注意を怠らず、批判的に考え、学び続ける必要がある。金を生む乳牛にならないための道は、それしかないだろう。

付録　乳製品の代わりに

習慣を変えて乳製品の摂取を控えようと決心することと、いざ乳製品なしで夕食の調理に臨《のぞ》むことは違う。動物性の乳成分はどこにでも入っているし、どんなレシピにも含まれている。コーヒーのクリームを豆乳にするのは分かりやすい。でもチーズの入ったラザニアを焼きたいとなったら？

この本を不足ないものとするため、以下に便利で簡単な手引き、乳製品ばなれをしたい人たちのお助け情報を載せておきたい。ビーガン料理の講師を務める著名な料理家兼ブロガーのマリエヴ・サバリアに、いくつかの豆知識を分けてもらった。

牛乳の代替品

穀物、ナッツ、シードは同類になじむ

食料品店に行けば大抵、色々な穀物ミルクやナッツミルクが見つかる——豆乳、アーモン

ドミルク、ライスミルク、そば粉ミルク、オート麦ミルク、大麦ミルクなどなど。栄養価は第2章に書いた通り。でも味の方はどうなんだろう？　どんなレシピに使えるんだろう？簡単な法則として、穀物は同じ種類のものになじむということがいえる。

そば粉のパンケーキならそば粉ミルクでつくるのが一番。

ソースやスープはスターチや穀物（米など）でとろみを出しているものが多く、これらは甘味なしの豆乳、ライスミルク、オート麦ミルク、大麦ミルクとなじむ。

ライスプディングはライスミルクでつくるとおいしい。

ケーキ、マフィン、クッキーはアーモンドミルクでつくると絶品。

オート麦のクッキー、ポリッジ、シリアルはオート麦や大麦のミルクで風味を出そう。

カモフラージュ

コーヒーやベシャメルソースを口にしたら、植物性ミルクの風味が強すぎた、というのはごめん被りたい。それには甘味を加えていない豆乳やアーモンドミルクのような、薄味の無難なものを選ぶのがいい。

甘いのがいいか、しょっぱいのがいいか

まず、植物性のミルクで何をつくるのか考えよう。デザート？　パスタ用のトマトクリー

ムソース？　プディング？　どんな植物性ミルクを選ぶかはそれ次第。

市販の植物性チーズ、クリーム、ヨーグルト、アイスクリーム、バター

新商品は毎週のように食料品店や健康食品店に現われる。よくチェックしよう！　ピザに最適の植物性チーズと、職人が発酵ナッツからつくったそれとでは、とろけるチーズとカマンベールチーズくらいの違いがある。味見してみてほしい。

自家製ナッツ「乳製品」のつくり方

ミルク、クリーム、チーズをつくるのに牛を飼う必要はない。多少のナッツで事足りる。つくり方はとても簡単で、基本は全部おなじ。ナッツやシードを室温で数時間水にひたした後、水を切ってすすぐ。それから適量の水を加える。牛乳のような液状にするなら水は多め、クリームやヨーグルトやチーズのような粘り気を出すなら少なめにする。

これらのレシピは基本なので、好きにアレンジしていい。瓶に入れて冷蔵庫に保管すれば四、五日はもつ。

植物性のミルクとクリーム

ミルク一リットルまたはクリーム三七五ミリリットルのレシピ

好きな材料（ごま、ひまわりの種、くるみ、アーモンドなど）一〇〇グラムを一二時間水につける。

水切り、すすぎ洗いをした後、水一リットルとともにミキサーに入れる。

乳白色になるまで攪拌《かくはん》する（三〇秒程度）。

ナッツミルクバッグや目の細かいフィルターを通す。

風味出しに糖蜜、メープルシロップ、ココアパウダー、バニラエッセンスを加えて、市販の植物性ミルクを再現することもできる。

植物性クリーム

三七五ミリリットルのレシピ
カシューナッツ七〇グラムを室温で最低四時間水につける。

水切り、すすぎ洗いをした後、水一二五ミリリットルと天日塩を加えてミキサーに入れる（水は必要に応じ増やしてよい）。

柔らかくなるまで攪拌する。必要なら水を足す。

このクリームは温めず、熱を飛ばして料理にかける。調理したパスタにかけるクリームチーズソースとするのもいいし、クリームサラダをつくるのもいい。

甘味をつけてドライフルーツを加え、冷凍する案もある。冷凍庫から取り出してフードプ

ロセッサーでかき混ぜればアイスクリームになる！

植物性ヨーグルト

ひまわりの種、カシューナッツ、またはアーモンド一三五グラムを、室温で最低一二時間水につける。

水切り、すすぎ洗いをした後、水一杯とともにミキサーに入れる。

柔らかくなるまで攪拌する。

大きなガラス瓶に入れ、さらし布やタオルで覆ってゴム留めし、日の当たらないところで一二時間発酵させる。

数時間冷やす。

ドリップバッグで濾《こ》してさらに柔らかくする。とろみのあるヨーグルト、塗り広げられるチーズができあがる。砂糖、塩、にんにく、味噌で風味をつけてもよい。冷蔵庫で一週間保存できる。

謝辞

誰よりも先に、ブログ投稿へコメントを、講演で質問を、Eメールで意見を寄せてくれた皆さんに、ありがとうを届けたい。そうしたやりとりが私の考えを深める大きな糧になった。

本書のフランス語版は以下の人々の貴重な指摘と助言、建設的な批判に支えられた――アレクサンドル・シマール、アメリ・ピエロン、アンドレ・アン・コルミエ、アントワン・C・デュソール、ブノワ・ジルアール、カトリーヌ・ヴィオ、フレデリック・コテ＝ブドロー、ギヨーム・ボーラック、ジャン＝フランソワ・ブルドー、ジャン＝フィリップ・ロワイエ、マリー＝クロード・プルード、マリエヴ・サバリア、マルティン・デルボー、マルティン・ジベール、オリビエ・ベレビル、ルナン・ラルー、ロメオ・ブシャール、ソフィー・ゲヤール、バレリー・ジルー。そしてフランス語版の発行者、科学アドバイザー、かつ親友でもあるミレナ・ストヤナック、ならびに友情と信頼を寄せてくれたグループ・リブレクスの皆さんにも感謝を伝えたい。

英語版の刊行を勧めてくれたエリーズ・ベルジェロンに特別の謝意を表したい。すばらし

い仕事をしてくれた英訳者のマリー＝クロード・プルード、英訳改訂者のエリザベス・ライマンにも深謝する。英語版に関し指摘をくれたデイニー・プルーフ、ジェイミー・バージャー、ジョセフ・ゴンザレスにも感謝する。

多くの読者と接する特別な機会を与えてくれたランタン・ブックスのカラ・デイビスとマーティン・ロウ、この企画を成立させる重要な経済支援をしてくれた文化事業育成協会（SODEC）にお礼申し上げる。

訳者あとがき

牛乳と聞いて、どんなイメージを思い浮かべるだろうか。健康に必要な飲みもの、子供の成長に必要な飲みもの、特にカルシウムの摂取源として外せない飲みもの、といった印象もあるだろう。しかし他方で、牛乳は様々な有害成分を含む、骨をもろくする、さらには癌のもとであるなど、言われるほど健康によくないという印象を抱いている方もいるかもしれない。思えば、これだけ賛否が分かれる食品も珍しい。

日本では小児科医ベンジャミン・スポックが著したベストセラー、『スポック博士の育児書』（最新版、暮しの手帖社、一九九七年）が、牛乳の健康効果を世に広めた。スポック博士は同書の第七版以降で、牛乳有害説を唱える方針に切り替えたものの、邦訳の『最新版』は（わざとかどうか知らないが）第六版で止まっている。代わりに牛乳有害説を広めたのは二〇〇五年に出版された新谷弘実の『病気にならない生き方』（サンマーク出版）だった。この出版を一つのきっかけに牛乳論争が起こり、以来、賛否両陣営の応酬が続いている。

ただ、こうした論争を見ていて不満だったのは、論点が「安全性と危険性」、つまり健康

面の話に絞られ、牛の扱いや酪農の環境影響といった、より広い観点を含めた議論がほとんどなされていないことだった。しかもその健康面をめぐる議論では、しばしばあやしい情報や陰謀論がささやかれる。手堅い調査にもとづき、なおかつ広い視野で牛乳の是非を論じる本がほしかった。

本書は食や動物の倫理を専門とする在野研究者の著者が、牛乳にまつわる有名な神話を検証しつつ、その問題を多面的に、かつ平易に解説した本である。健康と安全に関わる章では最新の科学データをもとに、従来の説にみられた誤りも正しつつ、牛乳の問題点を総ざらいする。のみならず本書は、酪農という営みが引き起こす環境問題や動物問題にまで書きおよび、酪農業界の政治的影響力にも迫る。このような書籍はこれまでに例がなく、本書は牛乳の是非を考える上で貴重な役割を果たすに違いない。なお、本書は初めフランス語で書かれ、二年後に英訳改訂版が出版されている。英語版は多数の有益な新情報を加え、出典もより詳しくなっているので、邦訳ではこちらをベースとし、適宜フランス語版を参照することにした。

本書はおもにカナダとアメリカの事例を用いているが、議論の大部分は日本の状況にも当てはまる。一人当たりの牛乳消費量は一九九〇年代中期をピークに減少しつつある一方、乳製品の消費量は伸び続けている。牛乳と乳製品を合わせると、その消費量は一九六〇年に二二・二キログラムだったのが、一九七〇年には倍以上の五〇・一キログラム、二〇一七年に

はさらに倍近くの九三・五キログラムに達した。[※1] 今日ではありとあらゆる食品に乳成分が使われている。パンも、ピザも、カレーも、ケーキも、和菓子も、洋菓子も、レトルト食品も、あげくの果てには一部の豆乳食品やベジタリアン食品も乳成分を含んでいる。牛乳アレルギーの人々や脱搾取派《ビーガン》（あらゆる動物製品の消費を避ける人々）からすると、原材料のラベルを読まない買い物は考えられない状況で、まことに油断も隙も無い。実のところ、日本でのビーガン生活を不便にしているのは、このほとんど図々しいまでに何にでも入っている乳成分（と、かつおだし）のせいだといってよい。

そして学校給食がある。小中学生の頃、さして飲みたくもない例の牛乳を残して、先生から「ちゃんと飲みなさい」と注意された生徒は訳者だけではないだろう。実際、米食に牛乳は合わないという意見は多く、新潟県三条市は二〇一四年の一二月から給食での牛乳提供を試験的に廃止した。しかし、当初はそれで栄養学上問題ないとされていたはずが、なぜかその後、やはり牛乳なしでは問題だという話になり、翌年三月には牛乳が学校に戻ってきた。[※2] また京都市では和食がユネスコの無形文化遺産に登録されたことを受け、給食での牛乳提供が見直されることになった。そして「様々な意見」を考慮した結果、二〇一五年六月から月一回、和食に特化した小学校の献立で牛乳が抜かれることとなる。しかし夏場は「水分補給」等の観点から牛乳が必要だろうとの話になり、六、七、九月には月一度の例外もなく牛乳が提供されることになった。お茶その他の飲料ではどうしても子供たちに必要な水分を補給で

きそうになかったらしい。[※3]というわけで、この珍しい二つの事例を除けば、全国の学校で毎食牛乳が提供され、子供たちはアレルギーの診断書を示すのでもなければ、みんな一律に牛乳を飲まされる。そしてそのほかに、給食では折に触れチーズ、プリン、ヨーグルトが配られる。体質も好悪も思想信条も関係なく、子供たちを十把ひとからげにして同じものを食べさせ、将来にわたる食の好みを植え付ける給食というシステムが、酪農業界の大きな収益源なのは間違いない。

これだけ乳製品に囲まれた生活を送り、子供たちにも牛乳摂取を強いているのであれば、私たちはそうした消費習慣の良し悪しをもっと議論してしかるべきだろう。本書が述べるように、カルシウムをはじめとする栄養素の摂取源はほかにいくらでもあり、かたや牛乳には有害と疑われる成分が複数入っている。健康面で牛乳が有益か有害かは、よく言っても決着がついていない問題で、世界的にはむしろ有害説の方に軍配が上がりつつある。とりあえず、健康を気にするかどうかは各人の自由だとしても、学校の生徒たちに牛乳摂取を無理強いするのはそろそろ考え直した方がよい。

ただし、牛乳消費を考える上で念頭に置かねばならないのは、健康面のことだけではない。牛乳は本来、牛が子に与えるために分泌する乳液である以上、私たちはその牛たちがどんな生涯を送っているかに目を向ける必要がある。そしてこの点で、本書の記述は日本の酪農事情とも大いに重なる。というのも日本は七割超の酪農場がつなぎ飼い方式をとり、毎日運動

場や放牧場に牛を放つ農家は二割にも満たないなど、人々の思い込みとは裏腹に、動物福祉の水準が極めて低いからである。[※4] 徐角（角《つの》切り）を行なう農家は全体の九割近くで、うち麻酔を使う農家は二割に満たない。徐角は牛に激痛を負わせる処置で、中には痛みのせいで失神する牛、食欲をなくして衰弱死する牛もいる。もちろん、角を切る際に麻酔を施そうと、牛を放牧場に放とうと、酪農業の本質は変わらない。どんな酪農場も、牛にたび重なる妊娠を強い、生まれたばかりの子という子を奪って母親の乳を搾り取り、用済みになった時点でその牛を屠殺場へ送る。これは農家が残酷なわけでも何でもなく、商業的な牛乳生産に付いて回る宿命である。牛がかわいそうなら私たちにできることはただ一つ、乳製品からの決別しかない。

その他、牛乳をめぐっては酪農業の環境負荷も考えなければならない。本書ではおもに温室効果ガスの排出に焦点を当てているが、それ以外にも、酪農業に由来する環境破壊として、糞尿の廃棄による近隣水域の汚染や富栄養化、飼料栽培に伴う土壌侵食ならびに農薬・肥料・エネルギーの大量投入も無視できない。[※5] さらに乳牛は妊娠と出産でエネルギーを使うので、肉用の牛以上に多くの飼料を必要とする。よく乳を出す牛であれば一日に体重の四パーセントを上回る飼料を食べるといわれるので、[※6] 体重六〇〇キログラムの牛なら一日に食べる飼料の量は二四キログラム超にもなる。世界で飼われる乳牛の数はおよそ二億七八〇〇万頭。[※7] 酪農業を支えるためにどれだけの飼料栽培地が要されるか、考えるだけでも恐ろしい。

実際、畜産は世界の農地の八三パーセントを使っていて、[※8]温室効果ガスの最大排出源であるばかりか、地球最大の環境破壊要因となっている。いわゆる途上国では多国籍企業と現地政府が結託して農民の土地を奪い、畜産飼料の栽培に回している。日本のＪＩＣＡ（国際協力機構）は国際支援と称してそれを後押しする（例えば現在、ＪＩＣＡがモザンビークで進める土地開発事業プロサバンナ計画は飼料用の大豆生産が主眼）。飢餓に苦しむ世界の人々は、目の前で豊富な飼料作物が育てられ、それがむざむざ海外の先進国へ輸出されていくさまを見ていることしかできない。これが動物性食品にあふれる日本の食卓の裏側である。もはやカルシウムとタンパク質の話だけをしている場合ではない。健康のことばかりでなく、世界の人々や動物たちのことを視野に入れた議論が求められている。

最後に、本書の刊行後に訪れた変化として、カナダでは二〇一九年、保健省の食品手引きから「牛乳と代用食品」のカテゴリーが消えることとなった。「肉・乳製品・穀物・野菜と果物」の四大食品グループは、「タンパク質食品・全粒穀物・野菜と果物」の三大食品グループに改められた。このうち、タンパク質食品は畜産物だけでなく大豆食品やナッツ、レンズ豆などを含む分類で、乳製品の摂取は数ある選択肢の一つへと後退した。栄養学の進展と畜産の環境負荷を踏まえた有意義な決断だったといえる。[※9]無論、古いガイドラインが見直された背景には、誠実な研究に取り組む栄養士たち、そして食の倫理のために声を上げる市民らの働きかけがあったことだろう。日本でもこうした動きが起こることを期待したい。私たち

は消費行動を通し、どんな食を望むか、どんな食を後世に残したいかを、企業と政府に伝えることができる。私たちの明日は、今日の食卓から始まる。

最後になりましたが、本書の訳出に当たり、語学上の疑問点に答えてくださったマイク・ミルワード先生、企画の快諾から編集作業まで、多岐にわたってお世話になった緑風出版の高須次郎氏、高須ますみ氏、斎藤あかね氏、ならびに、乳製品なしでとびきりの料理をつくり、息子の健康を支えてくれる母に、この場を借りてお礼申し上げます。

二〇二〇年二月

井上太一

出典

※1 農林水産省「食料需給表 国民1人・1年当たり供給純食料」https://www.maff.go.jp/j/tokei/kouhyou/zyukyu/ から入手可（二〇二〇年一月二八日アクセス）。
※2 二〇二〇年一月二八日、三条市役所に電話取材。
※3 二〇二〇年一月二八日、京都市役所教育委員会に電話取材。
※4 畜産技術協会「平成26年度国産畜産物安心確保等支援事業（快適性に配慮した家畜の飼養管

理推進事業）乳用牛の飼養実態アンケート調査報告書」http://jlta.lin.gr.jp/report/animal-welfare/H26/factual_investigation_cow_h26.pdf（二〇二〇年一月二八日アクセス）。

※5 例えばBenbrook, C. et al. (2010) "A Dairy Farm's Footprint: Evaluating the Impacts of Conventional and Organic Farming Systems." The Organic Center, https://organic-center.org/reportfiles/COFEFFinal_Nov_2.pdfを参照（二〇二〇年一月二九日アクセス）。

※6 Grant, R. and Kononoff, P. J. (2007) “Feeding to maximize milk protein and fat yields.” University of Nebraska-Lincoln Extension, Institute of Agriculture and Natural Resources, http://extensionpublications.unl.edu/assets/pdf/g1358.pdf（二〇二〇年一月二九日アクセス）。

※7 WWF. “Milk’s impact on the environment,” https://www.worldwildlife.org/magazine/issues/winter-2019/articles/milk-s-impact-on-the-environment（二〇二〇年一月二九日アクセス）。

※8 Poore, J. and Nemecek, T. (2018) “Reducing Food’s Environmental Impacts through Producers and Consumers.” *Science* 360(6392): 987–92.

※9 Kirkey, S. “ Got milk? Not so much. Health Canada’s new food guide drops ‘milk and alternatives’ and favours plant-based protein.” *National Post*. January 22, 2019, https://nationalpost.com/health/health-canada-new-food-guide-2019（二〇二〇年一月二九日）。

[著者紹介]

エリーズ・ドゥソルニエ（Élise Desaulniers）

ビーガニズムや食の倫理を専門とする著述家、講演活動家。フェミニズムと動物擁護に関する研究を評価され、2015年にカナダ・ケベック州の独立ジャーナリズム大賞を受賞。著書に『頭を使って食べる（Je mange avec ma tête）』『ビーガンに挑戦3週間（Le défi végane 21 jours）』があるほか、ビーガン誌『VERSUS』への定期寄稿も行なう。ドゥソルニエの記事は英語、スペイン語、イタリア語に翻訳される。

[訳者紹介]

井上太一（いのうえ・たいち）

翻訳家。日本の動植物倫理・環境倫理を発展させるべく、関連する海外文献の紹介に従事。国内外で講演活動、動物擁護団体への協力活動も行なう。『菜食への疑問に答える13章』（新評論、2016年）、『動物実験の闇』（合同出版、2017年）、『動物の権利入門』『ビーガンという生き方』（緑風出版、2018、2019年）ほか、訳書多数。

ホームページ；「ペンと非暴力」

https//vegan-translator.themedia.jp/

牛乳《ぎゅうにゅう》をめぐる10の神話《しんわ》

2020年5月10日　初版第1刷発行　　定価2200円＋税

著　者　エリーズ・ドゥソルニエ
訳　者　井上太一
発行者　高須次郎
発行所　緑風出版 ©
〒113-0033　東京都文京区本郷2-17-5　ツイン壱岐坂
［電話］03-3812-9420　［FAX］03-3812-7262［郵便振替］00100-9-30776
［E-mail］info@ryokufu.com［URL］http://www.ryokufu.com/

装　幀　斎藤あかね
制　作　R企画　　印　刷　中央精版印刷・巣鴨美術印刷
製　本　中央精版印刷　　用　紙　中央精版印刷・巣鴨美術印刷　E1200

ISBN978-4-8461-2009-2　C0036

◎緑風出版の本

■全国どの書店でもご購入いただけます。
■店頭にない場合は、なるべく書店を通じてご注文ください。
■表示価格には消費税が加算されます。

ビーガンという生き方

マーク・ホーソーン著／井上太一訳

四六判並製 二〇八頁 2200円

VEGAN＝ビーガンとは、動物搾取の産物を可能な限り一掃する考え方で、肉・乳・卵・蜂蜜・絹・革・毛皮・羊毛や、動物実験を経た化粧品を避け、動物搾取を推進する企業や研究に反対する社会運動であることを解説する。

動物の権利入門
わが子を救うか、犬を救うか

ゲイリー・L・フランシオン著／井上太一訳

四六判上製 三五二頁 2800円

必要なのは動物搾取の廃絶である。これまで動物福祉の理論は数多く示されてきたが、本質的な動物の権利を問う文献はなかった。本書は、米ラトガース大学法学院教授で動物の権利運動に決定的影響を与えてきた著者の代表作。

捏造されるエコテロリスト

ジョン・ソレンソン著／井上太一訳

四六判上製 四六八頁 3200円

米国、英国やカナダにおける国家と企業による市民運動・社会運動の弾圧、とりわけ、環境保護運動や動物擁護運動に「エコテロリズム」なる汚名を着せて迫害するという近年の現象について、批判的見地から考察した書である。

屠殺
監禁畜舎・食肉処理場・食の安全

テッド・ジェノウェイズ著／井上太一訳

四六判上製 二九二頁 2600円

監禁畜舎の過密飼育、食肉処理工場の危険な労働環境、スーパーマーケットの抗生物質漬けの肉……。質よりも低価格と利便性をとり、生産増に奔走して限界に達したアメリカ企業の暗部と病根を照らし出す渾身のルポルタージュ！